急性期病院で実現した
身体抑制のない看護

金沢大学附属病院で続く挑戦

小藤幹恵 編

日本看護協会出版会

はじめに

　このたび、『急性期病院で実現した　身体抑制のない看護――金沢大学附属病院で続く挑戦』が出版される運びとなり、大変うれしく存じます。本書は、臨床倫理事例検討会を長年行っていらっしゃる清水哲郎先生・石垣靖子先生の北陸地区臨床倫理事例研究会でのご指導と、当院での身体抑制への取り組みにエールを送ってくださっている石垣先生主催の公開ゼミでの報告の機会の際に日本看護協会出版会の金子あゆみ様とのご縁があって実現した企画です。

　当院での身体抑制を減らす取り組みは、「よかった」と考えられる看護を増やし、日常化させ、さらに高めていくにはどうしたらよいか、ということの中から行われてきたものです。看護の働きがアドボカシーやエンパワメント、患者が前に進む力を支える要素を高めようとするとき、それを逆の方向に引っ張るような身体抑制は、患者も医療者も苦しめます。そして、看護が内包する優しさや思いやりに馴染まないものであると思います。

　この思いを、看護の中でしっかりもつためにはどうしたらよいか、患者にとっての最善を見出すにはどうしたらよいか、重要なパートナーである患者・家族を含む回復を目指すチームで、最善を実現するためにどうしたらよいかについて、私たちは少しずつ進んできました。

　こうした歩みの中で、2015（平成27）年度の看護部目標として「抑制の激減」を掲げ、取り組みました。年度末の2016年2月に、一般病棟・精神病棟で、身体抑制がゼロとなったことがわかったとき、こんなにうれしいことはありませんでした。それから今日まで、看護チームは、日々新たな学びをしながら、毎日の中に、穏やかさや温かさ、明るさを醸し出し、増幅させています。

　毎日が、チャレンジと緊張感の連続です。本当に皆でよくがんばってきました。しかし、看護の手応えはすごいです。安心や信頼や喜びや生きる力が、手に取るようにわかるのです。実際にベッドサイドでケアすることのできるナースは無上の喜びを感じていると思います。そして、患者の生きる力が回復の方向にだけ使われるのです。回復が早くなるのは自然なことだと思えます。

　患者も看護師も医師も、医療によって生じている人同士のつながりによるそれぞれの立場からの懸命さの中に、ピュアな人の美しい姿が見え、深い感動を覚えます。医療の高い専門性は、癒やされ回復し、安らいで力強く生きる力を支えていると実感させてくれます。

　2014（平成26）年度から取り組んできたことは、抑制という手段に依存しない療養生活の世話であり、「抑制」という手段を思いつくことのない看護師の思考であり、患者の自由さや裁量・主体性・選択肢、そのような大切なものを拡げる原動力につながる看護でした。この看護の流れの中で抑制ゼロが実現し、さらに、

だからこそ創られてきた温かな看護が、自信をもって語られるようになってきました。もちろん、看護が有する専門性の殻をきちんともち、その開拓に努めながらのことです。このような看護の姿は、人々が前を向いて進もうとする力の支えとしてますます求められ、看護師自らをさらに育んでいくのです。

臨床倫理の学びの下、身体抑制ゼロ化とその後の看護の歩みと並行して、数年間毎月、全看護師が自由に参加できる研修会で、具体的な看護の物語について検討を続けてきたことがあります。実際の看護がもつ看護師を引きつける深い魅力の中に学ぶことがあり、かつ、エビデンスとしてこれほども強い力をもつものはないのです。そこから同じ病院内の各看護師、看護チームが「もっとなんとかできないだろうか」という思いを分かち合い、光のような閃きを得られる場となってきたのではないかと考えます。

看護師と看護チームが患者と共に歩んだ実際の道程は、病いの中にある方々と手を携えて回復へと向かう中で紡いだ物語でもあります。日々の暮らしの営みがこころや身体に与える力を、私たちの仕事を通して実感する過程でもあります。そこには、生きること、苦しむこと、喜びや悲しみ等、人間ならではの、しかし、日常でもない出来事が凝縮され、私たちはますます、生きるときを創る看護の在り方を意識していきます。

本書では、現段階までの私たちの精一杯の、抑制に頼らない看護へのチャレンジの物語を記しました。様々な場で看護に携わっておられる多くの皆様と、これらの物語を通して、心を響かせ合うことができればと思います。そして、現在の看護の殻をも拓き、未来への希望に向かう、より温かな看護へと発展させていくことのできる人がもち合わせている力に気づくことを願うものです。

本書の根底にあるのは倫理です。本書でははじめに石垣先生の教えを学び、次に当院での実際の看護経験について、それぞれの現場の立場からの語りへと進みます。併せて、共に考えを進め歩む医師のメッセージをコラムの形で紹介し、そして患者さん方からの手紙等を掲載しています。清水先生・石垣先生のご著書『臨床倫理ベーシックレッスン』は、看護への向かい方に私たちを優しく導いてきた書です。本書がその姉妹書のような形のイメージで刊行していただけたことを、大変光栄に存じます。多くの方に2冊併せてご利用いただけることが、患者の傍らにいる看護の価値をいっそう高めることになると思います。

発刊にあたり、ご執筆やお世話いただきました皆様、本への収載に快くご了解いただきました患者様・ご家族様に心より感謝申し上げます。

2018年6月　小藤 幹恵

はじめに ii

Part 1
医療者が倫理を学ぶ意味とは──身体抑制ゼロを実現するために
.... 石垣靖子　2

column　拘束をしない同意書 .... 新里和弘　9

Part 2
急性期病院での身体抑制ゼロに向けた看護管理者の役割
──患者の尊厳を守るために

1. 身体抑制をしない看護を目指した院内体制づくり .... 小藤幹恵　12
2. 臨床倫理に関する院内および看護部の組織体制づくり .... 中西悦子　28
3. 院内教育体制づくり .... 小川外志江　37

column　対話の場と時間を共有することの大切さ .... 山﨑宏人　46

Part 3
金沢大学附属病院のチャレンジ──抑制しない臨床の場を目指して

1. （神経内科、核医学診療科、神経科、麻酔科蘇生科）
   制止しない、看守りのケアを行っての学び .... 竹中康子、小川外志江　52
2. （脳神経外科、歯科口腔外科）
   寄り添うということの真の意味 .... 角鹿睦子、小川外志江　58
3. （小児科、無菌治療部）
   ミトン装着患者の尊厳を考える──栄養チューブが抜けないためのミトン解除の経緯
   .... 山本真里子、大田黒一美　64
4. （泌尿器科、脊椎・脊髄外科、整形外科）
   認知機能が低下した患者の苦痛緩和と思いに寄り添うことの大切さ … 宝達千里、小川外志江　70
5. （内分泌総合外科、呼吸器外科、胃腸外科、肝胆膵移植外科）
   医師との話し合いにより実施できた傍らで看守るケア .... 谷田明美、大田黒一美　76
6. （集中治療部（ICU））
   「観る」から「看る」ケアへ──集中治療の現場でも抑制しない看護へのチャレンジ
   .... 辻 千芽、中尾弥生、瀬戸乃扶子、松本亜矢子、中西悦子　84
7. （産婦人科、乳腺科）
   抑制への理解を深めたことでできたこと──患者の行動からその人の思いを知る
   .... 岩村友恵、大田黒一美　92

8. (新生児治療回復室（GCU）)
   幼児期の子どもの成長を育むミトン外し……………西田牧子、道端むつ子、小川外志江　98

9. (血液内科、呼吸器内科)
   傍らに寄り添う看護を支えるチームワーク………………………西山恵美子、大田黒一美　103

10. (心臓血管外科、呼吸器外科)
    ふれあう看護の力で患者の回復力を引き出す………赤坂弘子、川野義和、中村千鶴、大田黒一美　108

11. (循環器内科、代謝内科)
    患者の思いや行動を尊重しながら取り組んだ「抑制ゼロ」
    ……………………………………………………………竹内弘美、新村和世、大田黒一美　113

12. (整形外科、脊椎・脊髄外科)
    「もうあんなことになりたくない」という思いを大切にして──手術前夜に発症したせん妄
    ………………………………………………………………………國枝美代子、大田黒一美　120

13. (消化器内科)
    認識力低下に至った時期に人生の自己決定の実現を支える
    ………………………………………………………………山上和美、北野真知子、中西悦子　128

14. (肝胆膵移植外科、胃腸外科)
    それでも大切にしたいこと、そのためにとことん考える
    ……………………………………赤坂政樹、藤島則子、宮北由美子、渡辺真貴子、中西悦子　136

15. (腎臓内科、リウマチ膠原病内科)
    傍らで看守る看護の原点──102歳の患者と日に日に心の距離が縮まる………寺下千恵、中西悦子　144

16. (眼科)
    患者の尊厳を大切にした看護がしたい！──離床センサーマットのない看護の実現
    ………………………………………………………………………………田中千秋、中西悦子　150

17. (がんセンター、皮膚科、形成外科)
    医師から身体抑制の指示が出た患者への対応──多職種カンファレンスを行って
    ……………………………………………………土本千春、白藤恵里子、竹中栄伸、中西悦子　156

18. (耳鼻咽喉科・頭頸部外科、眼科、放射線科)
    最期を過ごせる居場所になれた──抑制のない看護が患者・家族の安心に
    ………………………………………………………………………………出村淳子、中西悦子　162

19. (精神科病棟)
    精神科病棟における行動制限最小化への取り組み………………………………小川外志江　170

20. (精神科病棟)
    常同行為のある患者を抑制せず、その人らしく過ごすことができたかかわり
    ………………………………………………………………中川智絵、寺口由紀、小川外志江　176

21. (精神科病棟)
    周術期に身体抑制せずに穏やかな時間を過ごせた患者に対する看護の喜び
    ………………………………………………………………中川智絵、倉本裕介、小川外志江　182

患者さんからの手紙 …………………………… 49, 50, 69, 83, 97, 118, 119, 143, 155, 169

執筆者一覧

※所属・役職は第1刷刊行当時のもの

編集

小藤幹恵（前 金沢大学附属病院 副病院長・看護部長）

執筆

[金沢大学附属病院看護部]

前 副病院長・看護部長
小藤幹恵

副看護部長
中西悦子、小川外志江、大田黒一美、國枝美代子

看護師長
赤坂弘子、赤坂政樹、岩村友恵、竹内弘美、竹中康子、田中千秋、谷田明美、辻 千芽、土本千春、角鹿睦子、出村淳子、寺下千恵、中川智絵、西田牧子、西山恵美子、宝達千里、山上和美、山本真里子

副看護師長
川野義和、北野真知子、倉本裕介、白藤恵里子、新村和世、中尾弥生、中村千鶴、藤島則子、道端むつ子、宮北由美子、渡辺真貴子

看護師
瀬戸乃扶子、竹中栄伸、寺口由紀、松本亜矢子

*

石垣靖子（北海道医療大学 名誉教授）
新里和弘（東京都立松沢病院 精神科医長）
山﨑宏人（金沢大学附属病院 輸血部長）

Part

1

医療者が倫理を学ぶ意味とは

身体抑制ゼロを実現するために

金沢大学附属病院が抑制ゼロに限りなく近いことを達成したと聞き、私は一人のナースとして、また患者のアドボケートとして、その価値をできるだけ多くの医療職にお知らせしたいと思いました。金沢大学の皆さんは、このことについていつも淡々と当たり前のことをしているかのようにお話をされますが、それを成し遂げられたのはまさしく「看護のチカラ」、その一言に尽きると思います。この「看護のチカラ」をいかに看護管理者が支えてきたかが大きなポイントなのですが、それらは本書のPart 2をお読みいただけるとよくわかることでしょう。

　抑制ゼロへの取り組みは金沢から出発したことですが、全国に広がっていくことを私は心底願っています。ここでは、看護師が倫理を学び実践していくことが患者ケアにおいていかに重要かということについて、お話ししたいと思います。

倫理を学ぶ意味

　倫理については、講義を1～2回聞き、グループワークをしたらそれで身につくようなものでは決してありません。私は30年にわたり倫理の勉強をしていますが、いまだにビギナーだと思っています。少しわかればわかるほど、自分がいかにわかっていないかということがわかるものなのだと感じています。

　改めて倫理を学ぶ意味を考えてみましょう。倫理が日常の臨床に定着することの意味の一つは、倫理は医療やケアの質の担保のために必須の営みであるからです。例えば、倫理原則の「人間尊重」は、かけがえのない一人の人として患者を尊重し、その人の視点で、その人にとっての最善を考える、ということです。これは当たり前のことですが、この考えが臨床の場に定着すれば、医療の質、ケアの質が大きく変わってきます。

　もう一つは、リスクマネジメントの視点です。生物学的に標準的な、誰もが妥当と思う治療をしても、医療者と患者間の関係がうまくいかなければ、患者や家族、受け手にとっては、よい医療を受けたということにはなりません。人間関係というのは、信頼が根本にあってはじめて成り立つものです。リスクマネジメントには、人間と人間との関係をどう築き上げるか、すなわちよいコミュニケーションのもとに妥当な医療を行うということが非常に大切なのです。よい医療をしても、医療者と患者・家族の関係が悪ければ、患者・家族はちょっとしたことで不安になったり、不信になったりして、最終的には医療者が訴えられる、ということもあるのです。

　2001年に国立大学医学部附属病院長会議が出した「医療事故防止のための安全管理体制の確立に向けて」という提言では、「従来、医療機関においては、医療や看護という行為自体が、利他的・博愛的な倫理性と不可分であることから、却って、法的・社会的な観点から、職員の行動の倫理性を確保することの重要性が、必ずしも十分に認識されてこなかったのではないだろうか」と言っています。すなわち、医療者にとって利他的、博愛的な倫理性は不可分なもので、だから逆に認識されない、ということです。言うまでもなく、医療は常に患者・家族が主体なのですが、いつの間にか医療者主体の進め方になっていな

いか——それを振り返るためにも、事例検討を行うことは極めて大切であるといえます。

ヘルスケアの日常に潜む暴力

　暴力というのは、必ずしも肉体的なものだけではありません。『あなたが患者を傷つけるとき(First, Do No Harm)』[1)]という本の中に、肉体的な暴力以外でも患者にとっては暴力になり得る事例がたくさん紹介されています。これらの事例はすべてナラティブで書かれているのですが、人類の幸福のために開発してきたはずの医療が先鋭化した結果、人間不在の世界をつくり出してしまったという皮肉を、私たち医療者は感じています。治療はできるけれども、それは本当にその人のQOLに貢献しているのか、人間不在の世界をつくり出していないか、ということがこの本の主題です。

　例えば、「透析が私を救い、透析が私を殺そうとしている」という透析患者のナラティブがあります。この"殺そうとしている"というのは、「透析によって私の生活がすべて、人生がすべて奪われてしまっている」というナラティブです。この方は50歳代で透析を開始し、透析をしながら仕事を続けることができましたが、だんだん悪化していき、人生の最終段階に入りました。人生の最終段階ですから、家にいるときは横たわっていて、病院に行って透析を受ける。透析を受けている間はずっと機械に"脅迫されている"。"機械に支配されている"という恐怖がずっと続いているのです。そうすると、「透析という機械が私の生活を奪った。それは命を支えてくれているかもしれないけど、私の生活はすべてそれで奪われてしまった」という感覚なのでしょう。

　このように、医療者にとっては当然行うべき行為として考えられる治療は、実は医療者が"当然"という考えにとらわれていることによって、医療者本人にはその暴力性が気づかれずに隠蔽されていること、そしてそのような日常性に埋もれてしまっている暴力とはどのようなものなのかということを、この本ではたくさんの事例で示しています。これ以外にも、医療者の言動や、医療者が気遣ってくれなかったことに対する不安や不満といった医療者に傷つけられたたくさんの患者のナラティブが載っています。これらのことから、私たち医療者は、人間尊重の倫理原則をきちんと実践するために何を大事にしなければいけないのか、ということが自ずと明らかになってくると思います。

　以前、アメリカの友人が乳がんの検査のため1泊2日で入院しました。入院時に看護師が彼女のところに分厚い束の書類を持ってきて、「これをよく読んでサインをしてください。後ほど取りに伺います」と言いました。その書類は、こういう手術をすることはOKとか、こういう麻酔をするのはOKといった同意書で、患者はそれに署名するのです。友人は看護師なので、念のためその書類をじっくり読んでみて、みんなはこんなにたくさんの書類を本当に読めているのだろうか、と疑問に思ったそうです。友人が入院したのは4床室だったので、同室の人たちに「入院したとき、こんなにたくさん（書類を）もらった？」と聞いたら、「もらった」という返事で、「お読みになりましたか」と聞いたら、「1字も読んでいない」と答えたそうです。友人は書類を全

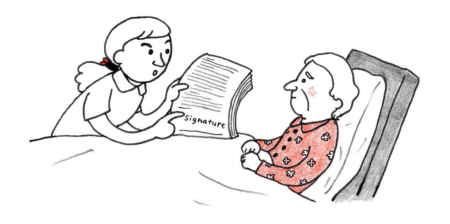

部読み終えると、一つだけノーサインで出したそうです。「術中の迅速病理診断で、がんと診断されたらすぐ手術に移ることを同意しますか」という箇所は「NO」とした。そうしたら、書類を受け取った看護師が後でやって来て、すごく険しい表情で、「あなたはなぜ NO としたのか。がんが見つかったら切るのは当たり前じゃないか。それはあなたのためなのだから、ここは YES と書くべきだ。ちゃんと署名すべきじゃないか」と言ったそうです。そこで友人が「手術のときは、また家族と相談します」と答えたら、その看護師は不機嫌な顔をして帰っていって、その後で外科医がやって来て、「なぜここを NO としたのか」とまた詰め寄られた。普通の患者だったら、その無言の圧力でサインしてしまうらしいです。でも友人は頑として「サインできない」と言った。そうしたらその次に麻酔科医が来たそうです。

　これらのことから、いかにその病院で権力が働いているかがわかります。その権力のもとでは、患者は意図しない服従をするしかない。これも、ヘルスケアの日常に潜む暴力です。さらに彼女と同室の3人は、その書類を1字も読んでいないのですが、実はそのうちの1人は英語を読めない人だったそうです。英語が読めない人に英語の文章を出して、サインしろと言う——これがアメリカの医療の実態だと、友人は教えてくれました。

ヘルスケアの職場環境を整える

　暴力の根源としてのヘルスケアの職場環境は、現在極めて問題になっています。最近、状況はますます悪化しています。すなわち、意図的なものよりも、意図的でないために医療者によってその存在が認識されないものが暴力となり得るということです。先に紹介した事例は、医療者が患者に肉体的な暴力を振るっているわけではありませんが、しかし患者は非常に傷ついているのです。そこには、ケアの心を葬り去り、効率、効果、評価といった経済偏重のヘルスケアシステム、経済至上主義の風潮の中で働き、身動きのとれないケア提供者の姿がうかがえます。ケアの受け手だけでなく、ケア提供者も、このようなヘルスケアの職場環境の中で、気づかずして暴力を受けているということを、こ

の本は謳っています。

　障がい者と精神障がい者の虐待数は 2016 年に過去最多になりました。精神障がい者の入院者数は減っているのに、虐待数は増えているというのが現状です。障がい者の虐待に関するレポートを読むと、もう読み進めることができないほどに悲惨です。馬乗りになって平手打ちをされたとか、電気コードで縛られたとか、顔面を足蹴りにされたとか。それは肉体的な暴力です。先日、精神科病院で身体拘束を受けた男性患者が心肺停止でみつかり、他の病院に搬送後、亡くなるということがありました。その患者は5点拘束されて、まったく身動きできない状態に置かれていたのですが、家族によれば「症状がないときは、話せばわかる状況だった」そうです。

　こうした虐待のニュースは毎日のように報道されています。このようなことが起こるのは、おそらくその組織で職員が大切にされていないからではないでしょうか。ヘルスケアの職場環境が劣悪を極めていて、職員が大切にされていないと、職員から患者への肉体的な暴力が起きかねないということなのです。組織の中で大事にされている職員が、どうしてそのようなことをするでしょうか。金沢大学附属病院の病院長は、「私は医師として、36 年間金沢大学で育てられました。病院長になり、これから恩を返すとき」と話され、「当院の職員が幸せに働ける環境をつくりたい」と仰っていました。職員を大事にする文化をつくることに組織全体で取り組むということがいかに重要なことかは、本書で紹介する金沢大学附属病院が成し遂げた偉業を考えれば明らかだと思います。

　医療者は人間を診る（看る）専門職です。病気や症状も診ます。人間を診ずに、身体だけを診ているのは医療ではありません。そこのところをしっかり踏まえないといけません。そこが倫理のとても大事なところだと私は思います。そこにはすべてリスクマネジメントが働きます。質も極めて大切です。私はこのことを松下幸之助氏から習いました。「松下電器産業（現パナソニック）は人をつくる会社です。電気もつくります」と。人間を診るということを大事にしていれば、よい医療、よい福祉が実現するはずです。そのためには倫理を学び続け、そしてそれが自分の身につき、やがて自分のいる部署の人たちに浸透し、そして自分の組織にまで浸透していけば、どれほど働きやすい職場をつくることができるでしょうか。

物語られるいのちを尊重した意思決定

　身体だけを診て、患者を診ようとしないのは医療ではありません。医療というのは人間が対象です。「Watch you with me──私を診て。私に手を当てて」と患者誰もが思っています。医療において生物学的な生命にばかり重きを置くことは、時に患者を孤独へと追いやり、生命力を消耗させ、苦痛の閾値を低くします。

　医療者は、物語られるいのちやその人の人生や価値観を尊重すること、その人に関心をもつことが極めて大切です。その人の人生は、その人しか生きられないのです。その人が医療やケアを受けた後に、その人が望むような人生を送ることができたり、何かしたいことができるようになることを助けるため

に、医療はあるのです。リッチという人は、「患者と医療者の間に人間的な関係、すなわち患者の人生の語りに意味を置くような人間的な関係が存在しない場合は、個別的なケアの土台は存在しない」と言っています[2]。これは当たり前のことです。診断名が決まりさえすれば、生物学的な治療方針は万人に共通です。しかし、患者の人生は一人ひとり違います。人生の語りは一つひとつが違うのです。それを清水は「生命の二重性」という言葉で表現しています[3]。[*1]

「医療の場では、医療内容に関する権限のほとんどは専門職者にある。問題は、患者の価値観の領域に入ってまで意思決定をするような道徳的な権限が専門職者にあるのか」とリア・カーテンという看護倫理学者は言っています。もちろん、私たち医療者にそんな権限はありません。意思決定は本人といっしょに考え、悩みながら合意するプロセスを踏まない限り、医療者側が勝手に決めることではないのです。

意思決定を支える

意思決定の支援には、医療者と医療を受ける人とが情報をどのように分かち合うかということが極めて重要です。ロバート・バックマンというカナダのオンコロジストは、大腸がんで入院したとき、医療者とのコミュニケーションのギャップが大きかった経験から、「『いかに情報を分かち合うか』とは、医師と患者との双方向の対話のプロセスであり、医師から患者への一方的な宣告ではないことが強調されている。患者の知る権利を重視することが過熱しすぎており、（医師が患者の身体だけを診ている状況では、その人がどんな思いをして、どんなに苦しんでいるか、どんなことをしてほしいと思っておられるのか、といった）患者の感情への適切な思いやりが忘れられているのではないか」（カッコ内は筆者の補足）と言っています[4]。

意思決定を支えるということは、患者の物語られるいのち、つまりその人がどのような人生を歩んでこられたのかを知り、そこから導き出される価値観や心情を知ろうとすることです。患者は自分の置かれている状況や、自分に何が起きていて、専門家はどうすることがよいと考えているのか、どのような治療があるのか、それはどのような方法で、どのくらいの期間なのか、効果とリスクはどのくらいなのか、負担する費用はいくらなのか、などの情報を意思決定のときに知っていたいと思っています。医療者は、そのことに伴う患者の揺らぎ、ためらい、迷う気持ちを支えることが重要です。患者の中には、説明を聞いて「わかりました。それでお願いします」と言う人もいるかもしれません。でも、いったんは「先生、お願いします」と言ったけれども、家に帰ってよく考えてみて、やはりやめたいと思ったり、揺らいだり、ためらったりすることもあります。これは当たり前のことです。重い病気だと言われたときは、なおさらです。

そのような患者の揺らぎ、ためらい、迷う気持を、医療者はどう支えればよいのでしょうか。それはコミュニケーションのやりとりをもって進められます。患者は病気体験の中で、常に意思決定を迫られています。コミュニケーションの中で、言葉によるコミュニケーションはわずか7％に過ぎません。医療者は、

[*1] 人のいのちには、①物語られるいのち（＝人生。ナラティブ；人々とのかかわりで形成）と②生物学的な生命（数値データ、エビデンス）、の二重の見かたがある、とする。

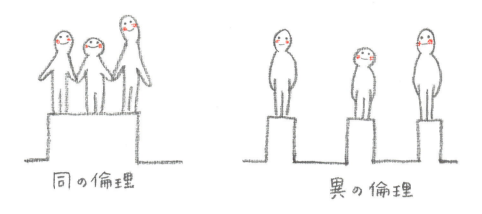

多くはノンバーバル（非言語）で感情を表現したり、伝えたりしています。ですから、患者も医療者のノンバーバルに敏感です。「この看護師は今、自分に説明しているけれども、実は早く次の仕事をしたいと思っているな」とか、「私に声をかけないでほしいと思っているな」とか、医療者の裏メッセージを患者はちゃんとわかっているのです。

それと同様に、医療者が患者に話をするときには、患者のちょっとした声の調子や表情や身振りなどから本人の思いを察しようとしなければ、言葉だけで判断することは難しいでしょう。これはふだんの日常生活でもそうですが、医療においては特に大切なことです。

「You matter, because you are you.（あなたは大事な人です）」――この姿勢が医療や福祉の中に定着してほしいと、私はいつも思っています。「あなたはあなたにしか生きられない人生を生きている」ということ、そのことを医療者はどれほど尊重できるのでしょうか。それを実現するには、対話が必要なのだと思います。私たち医療者には、その人の人生を左右する権限なんてないのですから。

患者その人にしか生きることのできない固有の人生を支えることは、医療者の大事な役割の一つです。以前私が勤めていた病院の緩和ケア病棟の廊下に、武者小路実篤さんの言葉の色紙が掛かっていました。「君は君　僕は僕なりされど仲良き」――あなたはあなた、私は私、あなたと私は違う。だけど仲良くしないとお互いに生きていけないんだ、という意味です。同じというのは認めやすいですが、しかし異なることは時として認めがたいものです。清水の言う「同の倫理」と「異の倫理[*2]」のバランスをどうとるかです[3]。

人は皆、自分と同じことと、自分とは異なることを見つつ、助け合い、互いに干渉しないことの間のバランスをとろうとしています。すべての人間関係は関係の遠さ・近さに連動して、両者のバランスを変動させています。これは医療の場だけではなく、日常生活も同じです。清水は、臨床現場でもこのような人間関係に相対的な倫理が働いており、様々な判断において医療者たちのふるまいを左右している、と言っています[3]。

*2 「同の倫理」とは、自分と相手とは"同じ"だという理解に基づく対人関係の姿勢を核とする人間のふるまいの様式。「異の倫理」とは、"異なる・別々"だという理解に基づく対人関係の姿勢を核とする人間のふるまいの様式。我々は対人関係においてこの2つの見かたを併せもっており、同じ人に対して「自分と同じ」と「自分とは異なる」と見つつ、「助け合う」ことと、「互いに干渉しない」こととの間のバランスをとろうとしている。

その人のウェルビーイングを引き出す

　たとえ人生の最終段階になっても、今この人がどのような力をもっているかを見極め、それを引き出すことが看護の役割です。それには患者に対する看護師の肯定的なアプローチが必須です。看護師は、健康とはすべてウェルビーイングであるということに、あまり意識を向けていません。たとえ障害があっても、病気があっても、終末期を生きていても、使わなければならないときに自分のもっているすべての力を使うことができれば健康といえる、と私は思います。

　乳がんが肺転移し、それが器官を圧迫して気管切開をしたオペラ歌手の方がいます。かなり病状が進行していたのですが、彼女は「もう一度舞台に上がって歌いたい」と言い、医師や看護師たちが彼女を抱えるようにして舞台に上げました。彼女は喉にスピーチカニューレを入れて、すごくきれいなソプラノで「いのち」という歌を歌ったのです。"いのちは尊い、いのちがどれだけ大事なものか"ということを絞り出すように歌いました。それはそれは天使の歌声に聞こえました。なんと健康でしょう。自分の歌をみんなに聞いてもらって、そして何百人の人を感動させ、勇気を与えることができるなんて、すごい力だと思いました。

　五体満足なことが健康なのではありません。使わなければならないときに使うことができる力を引き出すことが、私たち看護師の大事な役割なのです。

引用文献
1) ナンシー・L・ディーケルマン編（堀内成子 監修）：あなたが患者を傷つけるとき―ヘルスケアにおける権力，抑圧，暴力．看護学名著シリーズ，エルゼビア・ジャパン，2006．
2) Rich, B.A. : The values history : Restoring narrative identity to long term care, J Ethics Law Aging, 2（2）: 75-84, 1996.
　前掲書1），p.31．
3) 清水哲郎＆臨床倫理プロジェクト：臨床倫理エッセンシャルズ 2016年春版．
　http://clinicalethics.ne.jp/cleth-prj/img/pdf_active_01.pdf
4) ロバート・バックマン（恒藤 暁 監訳）：真実を伝える―コミュニケーション技術と精神的援助の指針，p.9，診断と治療社，2000．

（石垣靖子）

column

拘束をしない同意書

新里和弘（東京都立松沢病院 精神科）

　東京都立松沢病院は病床数890床（一般病床90床を含む）の精神科病院である。精神科入院病棟8病棟328床、精神科社会復帰病棟6病棟200床、薬物・アルコール依存症病棟1病棟34床、認知症病棟2病棟77床、医療観察法病棟1病棟30床、身体合併症病棟5病棟221床がその内訳である。

　近年の630調査[*1]（精神保健福祉資料）の結果からは、精神科病床において、身体拘束数が激増しているという。当院ではかねてから隔離身体拘束の減少に努めてきたが、ここでは認知症病棟（2病棟、計77床、平成28［2016］年度の平均在院日数86.4日）の取り組みを中心に紹介したい。

認知症病棟での行動制限ゼロ化は可能

　個人的見解を最初に言わせてもらえば、認知症病棟は工夫によって行動制限をゼロに近づけることができる病棟である。

　その理由は、一つには、認知症の問題行動といわれるものには理由があることが多く、その特性を知り、対応法も含めた環境調整を行うことによって症状を未然に防ぐことができ、行動制限に至る可能性はかなり少なくなるからである。例えば、アルツハイマー病患者が入院したことによって生じる退院要求は入院初日がピークであるため、薬物調整も含めて初日の対応を手厚くすれば、むだな隔離身体拘束は減る。

　もう一つは、認知症は誰もが罹患する可能性が高い疾患であるので、スティグマ[*2]の度合いを薄めることができるからである。つまり、家族などの介護者を面会の形で実際の治療の場に招じ入れることができるので、実際の医療や看護を家族に見てもらい、その有効性と限界を共に感じてもらうことが可能となる。そこから、家族の理解の向上と、医療・看護の質の向上という相乗効果が期待できるだろう。

　以上から、認知症病棟は、病院という治療を行う施設の中にあって、隔離身体拘束を減らすという目的に際しては、努力のかいのある病棟であるといえる。

拘束をしない同意書

　当院では、"拘束をしない"ということを文書をもとに入院時に家族に説明し、家族から承諾の署名をもらうということを、工夫の一つとして行っている。患者本人に説明してもよいのだが、入院当日に「隔離」や「拘束」という言葉を使うことは避けたいところである。

　この「拘束をしない同意書」の当該項目を転記すると、「身体拘束は患者さんの生

[*1] 630調査とは、精神科病院および精神科診療所等を利用する患者の実態を把握し、精神保健福祉施策推進のための資料を得ることを目的に、毎年6月30日付で厚生労働省社会・援護局障害保健福祉部精神・障害保健課が実施しているもの。正式名称は「精神保健福祉資料」という。
[*2] 精神疾患や貧困などによって個人に押しつけられた負の烙印や被差別感のこと。

活の質を損ない、認知症の進行を早める恐れがあるため、生命に危険の及ぶ緊急の場合を除いて、当病棟では身体拘束を行いません。そのため、歩行中の転倒、ベッドやいすからの転落の危険性があります。また患者さんの状況認識力の低下により、患者さん同士のトラブルが生じる可能性もあります。病院として可能な限り事故防止策を講じ、職員も注意を払ってはおりますが、こうしたリスクについて、あらかじめご承知いただきたくお願い申し上げます」となる。

病院（病棟）の治療に対する志の表明

当院の精神科入院病棟の中にも、これと類似した同意書を用いている病棟がある。大切な点は、この同意書は、損害賠償責任を免責するといった法的効果はないということである。仮に例えば、「事故の際に病院側が一切の損害賠償を負わないことを承知した」という少し強い内容の同意書を作成し、家族に署名をもらったとしても、それは公序良俗違反などの理由で、裁判において条項自体が無効とされる可能性が高い。つまり、このようなお願い文書を用いて、法的に損害賠償責任を逃れることはほぼ不可能なのである。

この種の文書はむしろ、病院（病棟）の治療に対する志（こころざし）を表明したものと考えたほうがよい。このお願い文書を提示することで、「あ、そのような病棟なのか」と、家族にも転倒・転落について考えてもらい、単に患者を預けた場所ということではなく、実際に足を運んでもらい、内実を見てもらう。そして、我々の培った対応なり環境なりを共有してもらいたい、ということである。お願い文書はそのような良循環をつくるための呼び水と考えてほしい。

中には、「過去に一度転倒し、大変な目にあったので、二度と転ばせないでほしい。そのためには拘束も厭わない」という家族もいる。その際には家族の心情に配慮しつつ、話し合いを行うしかない。何が大変であったのか、けがをしたことなのか、その後の治療だったのかを確認し、話し合いの結果、家族の要望が変わらなければ、必要と思われる際に最小限の拘束具を用いることもあるが、これは経験的に極めて稀有な例である。家族は皆、縛ってほしくないと思っているのである。また、そのバリアント（逸脱）のために、その患者への基本的な対応が変わるわけではない。

現場と医療安全管理部門の連携が重要

以上、認知症病棟を中心に述べたが、精神科入院病棟や合併症病棟であっても、行うことは同様である。医師のリーダーシップ、特に病院管理者(院長)の行動制限ゼロへの強い決意は極めて重要で、その意向を受けて、院内の医療安全管理部門が機能することが大切である。

現場と医療安全管理部門の間に齟齬があっては、いかに努力がなされようと、現場は早晩疲弊する。日々の隔離・拘束カンファレンス、隔離身体拘束防止ツールの有効活用、行動制限最小化委員会で隔離身体拘束の実測時間の「見える化」をはかること、医療倫理の研修など、地道な積み重ねの一つに「拘束をしない同意書」も加えられると考える。

Part 2

急性期病院での身体抑制ゼロに向けた看護管理者の役割

患者の尊厳を守るために

1　身体抑制をしない看護を目指した院内体制づくり

身体抑制件数ゼロになった事実

金沢大学附属病院は、病院の理念の筆頭に「人間性を重視した質の高い医療の提供」を掲げており、看護部では"思いやり"という言葉を用いて「人を大切にすること」を進めてきました。看護部の理念にも「ホスピタリティを探求する」をあげ、ホスピタリティあふれる看護を目指しています。当院の概要および病院・看護部の理念を表2-1-1に示します。

当院では(2015年度末の)2016年2月に、一般病棟・精神病棟での身体抑制件数がゼロとなりました[*1]。2015年度は抑制実施のない部署は当初7割でしたが、年度末にはICU、NICUを残すのみとなりました。

抑制帯使用件数は、2015年度前半では月平均6.5件ありましたが、年度後半の10月から減少し、2月にゼロとなりました。ミトン使用のない部署は当初4割でしたが、2015年度末には8割になり、4月にゼロとなりました。以後ゼロの日々が続いており、2016年度中の身体抑制件数は4件でした(図2-1-1)。

[*1] 金沢大学附属病院では、「抑制帯」「マグネット式抑制帯」「紐」を用いて縛る方法を「身体抑制」ととらえている。また、「ミトン」その他、患者の動作に抑制的に機能する用具と抑制帯を使用することを併せて「抑制」としている。離床センサーマットや監視モニタは、状況によっては必要な場合もあり得るかもしれないことを考慮し、目的や方法、実践内容を十分に吟味した使用を方向づけている。

表2-1-1　金沢大学附属病院の概要および病院・看護部の理念（2016年度）

病床数	838床	病院理念 （基本方針）	・人間性を重視した質の高い医療の提供 ・将来の医療を担う医療従事者の育成 ・臨床医学発展のための研究開発 ・地域医療への貢献
病床稼働率	84.9%		
診療科	35		
看護職員数	866名		
入院基本料	7対1	看護部理念	・大学病院として、患者さんを尊重した質の高い看護を提供する ・看護の質向上のために学習する ・ホスピタリティを探求する
平均在院日数	17.6日		
在宅復帰率	96.4%		
手術件数	7,609件		
分娩件数	307件		

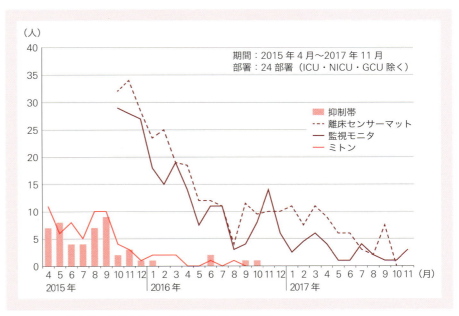

図 2-1-1　一般病棟・精神病棟での身体抑制件数月別推移

（金沢大学附属病院）

身体抑制激減を目指したきっかけ

1. 身体抑制を行う理由

　身体抑制は何のため、誰のためにするのでしょうか？　看護職員に患者を抑制した際の理由について聞いたところ、「大切なチューブを抜くかもしれない」「転倒するかもしれない」「説明しても理解してもらえないかもしれない」といった看護師の不安、あるいは過去のエピソード、リスクが大きいことが発生するかもしれないという心配ごとが多くを占めていました。意思疎通がはかりにくい対象者であることや、切迫している状況がそうさせるのでしょうか。案じていることを表すしるしのように、看護師は違和感をもちながらも、抑制という手段をとっているともいえました。

　抑制は患者の安全と関係づけられて語られることがありますが、本当にそうでしょうか？　体幹抑制することでさらに興奮する患者もいます。一方で、患者をかわいそうに思いながら抑制を行う看護師も多くいます。ミトンをしていても自分で外して、ラインを自己抜去したり創部を触ってしまう患者もいます。また、センサーマットが鳴ったので駆けつけたら患者が床に座っていた、監視モニタで清拭の様子が見えていた、ということも私たちはしばしば経験します。

　医療者は「抑制＝ケアの実施」と勘違いしていたり、抑制帯が看護師の代わりを引き受けてくれると誤解したり、抑制用具を買いかぶりすぎて期待が働くことが多いように思います。抑制されている患者の療養生活の世話は、身体面、精神面、社会面のいずれにおいても、複雑さと微妙さ、困難さを増し、時に患者の感情を暴発させる結果となることもあります。また、抑制帯に患者が委ねられることで、本当は必要な看護師の手と目、心が遠ざかることを招いてしまいます。

2. 身体抑制された本人の思いに気づく

　身体抑制の開始にあたって、また解除に関しては部署内で検討を行っているということを耳にする機会は多いですが、抑制中の患者への看護に関してや、抑制された本人や身近な人の話を聴くことは非常に少ないのが実情です。

　抑制された本人は、「（そのことを）忘れたい」「言いたくもない」「語ることでつらさが深まる」「その体験は脳の奥深くに刻まれ、決して忘れない」「つらすぎて口にできない」という思いを抱いているのではないかと推察されます。本人にとって、抑制されることとは、このように生きる意欲にさえ影響しかねない重大なことなのです。このことを考えるに、それでもなお抑制の意義を説得できるような根拠などないのではないか、と思います。抑制はそれほどの恐ろしさを秘めているのです。

　何よりも、病気で十分苦しんでいて、病気を治すために精一杯努力している人への抑制は、混乱と苦痛、興奮状態を生じさせるだけで、回復に効果をもたらすものとはいえないと考えます。私たち看護師は、病気の状況にある人への看護を、抑制に依存しない療養上の世話へと進歩させることができるのではないでしょうか。

3. 身体抑制ゼロへのチャレンジ

　身体抑制を減らす取り組みは、基本的で当たり前のことで、特別なことではないと考える人も多いと思います。当院での取り組みは、多くの課題を抱える急性期病院での小さな取り組みかもしれません。しかし、たった1件であっても抑制を見過ごすのであれば、「本当に看護は人々の幸せにつながる仕事となっているのだろうか」と心が痛みます。

　近年の医療技術の長足の進歩や高齢化の進行の中で、患者は複雑かつ深刻な状況に置かれています。そのような中で、看護においても、抑制帯の使用について「ほかに方法がない」「やむを得ない」という気持ちについ襲われることがあるかもしれません。だからこそ、患者を「人として大切に思う」ことを根源においた抑制激減へのチャレンジが必要であると考えました。

身体抑制ゼロ化への取り組み（表2-1-2）

1. 看護部目標に掲げたこと

　2014年度の看護部目標に「抑制」という言葉を含め、「抑制・束縛・禁止を減少させ、（患者さんの）選べること、したいことを増加・支える実践をする」としました。2015年度は、「せん妄予防ケアと痛みを緩和させるケアを増やす」ことと、「臨床倫理カンファレンスを実施し、抑制という手段を用いることを激減させる」ことを目標に入れました。

　2014年度末の成果報告会で、排泄パターンの観察により事前のトイレ誘導を行うことによる離床センサーマット不使用とその効果、およびペア制の看護体制の導入による行動制限最小化への効果が報告され、抑制等を減少させることへの看護師の努力が見られるようになってきました。

　「抑制激減」を目標にした2015年度前半の中間報告会では、効果的なルー

表 2-1-2　身体抑制ゼロ化へ向けた取り組みの経過

2007 年	研究倫理体制の位置づけを部内から学内へ広げる
2008 年	看護部に「看護倫理検討委員会」を設置、臨床倫理の検討を始める
2009 年	「倫理カンファレンス」開始
2010 年	「臨床事例検討会」開始 「せん妄予防委員会」設置
2011 年	「金大式パートナーシップ KIND」開始
2013 年	「北陸地区臨床倫理事例研究会」開始
2014 年	看護部の年度目標を「抑制・束縛・禁止を減少させ、選べること、したいことを増加・支える実践をする」とし、身体抑制減少化を開始
2015 年	院内に「臨床倫理コンサルティングチーム」設置（専従の副看護部長を配置） 「看護倫理検討委員会」を「臨床倫理看護部会」に改組
2016 年	一般病棟・精神病棟の身体抑制件数ゼロ（2 月） 「高度急性期ケア開発委員会」設置 せん妄予防ケア体制の見直し ICU の身体抑制件数ゼロ（12 月）

ト固定方法、膀胱留置カテーテルの管理方法を学び、実践することで抑制を回避したこと、行動抑制終了のタイミングを逃さず実施できたこと、が報告されました。このような報告が見られるものの、一方で、2015 年度前半は、抑制を減らしたいという意識はあっても、現実的には激減できそうにないという雰囲気がありました。

❶ 中間面接で明らかになった課題

そこで、看護師長との中間面接で、「やむを得ない」という障壁について話し合いました。これは看護部目標への真摯な取り組みを進めるための重大な機会となりました。中間面接で明らかになった 6 つの課題を表 2-1-3 に示します。

これらの課題に気づくことができたことで、看護部全体で一歩具体化した対応を共有するよい機会となりました。そこから抑制激減への動きが加速し、月間の抑制件数は前月の半数以下という状況が続くようになり、ゼロへと向かっていきました。

❷ その後の成果

2015 年度末の各部署との目標評価面接で手ごたえを感じました。成果報告会では、せん妄予防ケアの体制づくりにあたり看回り回数を増やし、日中は日勤者全員が対象者への挨拶、握手、ふれあい、寄り添い、ケア、いっしょに過ごす等を行ったことでせん妄発症の緩和ができたこと、せん妄患者へのよかったかかわりを振り返り、全員で共有したことが看護の力になったこと、ユマニチュード、アンガーマネジメント、アサーションについて学習し、トレーニングを重ねることで実践力となったこと、などが報告されました。

また、脳外科病棟と神経内科病棟の看護師長対談を行い、各病棟チームの取り組み、助け合いの内容、看護師長のかかわりの実際といったせん妄予防ケアの実践とその効果が語られました。抑制件数激減の背景にある看護スタッフの精一杯さが伝わってくる内容でした。

表 2-1-3 看護師長との中間面接で明らかになった 6 つの課題

❶ **倫理カンファレンスの内容を変える**
　抑制をするか、しないか、継続するかの吟味の際、抑制する理由を考えるのではなく、しないための方法を考えて、実践する。

❷ **抑制が組み込まれている看護プロセスの改善を行う**
　抑制の有効性は検証されておらず、安全であるとの勘違いによる固定観念にとらわれて行っていることがほとんどである。抑制以外の方法を考え抜き、チューブ類抜去などが発生した際の対応策をあらかじめ準備しておくことが必要。

❸ **一般病棟でのマグネット式抑制帯使用における法的根拠や留意点を熟知する**
　マグネット式抑制帯を使用しないことに対する理解を促進するため、使用における法的根拠や留意点を熟知することが必要。抑制帯を使用する前に、患者が動こうとする理由を知ろうと努力し、その理由に対応するケアを実践するほうが重要。

❹ **センサーマットや監視モニタは本当に患者に役立っているのか、考える**
　センサーマットや監視モニタの使用により期待することは何か、使用することで患者と看護に期待していたようなよいことが起こっているか、考えてみる。
　看護ケアの一手段として使用するのであれば、使用計画を立て、使用中のケアの実施状況を明確にする必要がある。
　また、プライバシーを守ることについての意識を高くもつことも重要。

❺ **ガイドラインの趣旨を改めてよく考える**
　「ガイドラインに沿って抑制を実施するのだから、よいのではないか」という声に対しては、ガイドラインの趣旨を再度よく考えてみることが必要。

❻ **「先回りという名の後回り」をしていないか、考え直してみる**
　リスク行動の発生後にしか対応できないようなケア体制になっていないか、過去の発生実績に基づき、医療者の懸念だけで抑制を判断していないかを振り返り、患者にとっての不利益、不快、不本意なことが起こらないように、先回りした対応に力を入れることが大切。
　そのためには、患者のことをよく知ること、回復支援に役立つ知恵をもつ院内関係者とよく話し合うこと、看護師長や看護チームがよいと思うことに取り組むことができるようにサポート環境の調整をはかることが必要。
　もし自己抜去が起こったら、その後の様子を観察して、患者のニーズをしっかりとらえ、いざというときに速やかに必要なことを実施できるようにあらかじめ準備しておく。

　これらを受けて、2015年度の総括として「患者理解が深まり、あきらめない看護で看護方法の幅を広げ、抑制が激減した」という結論に達しました。翌月に2月の抑制状況を確認したところ、身体抑制件数がゼロとなっていたことがわかり、こんなにうれしいことはありませんでした。

2. 看護部の組織開発

　当院での抑制ゼロへの取り組みは、看護部の組織開発の歩みでもあります。やさしさや思いやりの基盤と考える倫理については、2007年に研究倫理体制の位置づけを部内から学内へと向上させました。2008年に看護倫理検討委員会を設置し、2009年より倫理カンファレンスを試み始めました。2010年からは臨床事例検討会を開始し、自分たちが日々行っている実際の看護ケアから学ぶ機会としました。また、抑制の背景にもなりやすいせん妄の予防・ケア向上を目的として、2010年度にせん妄予防委員会を設置しました。2013年から北陸地区の看護師による臨床倫理事例研究会を始めました。この会は、看護師の素朴な気づきの貴重さに触れる機会となっています。2015年度には院内に臨床倫理コンサルティングチームが設置され、専従の副看護部長を配置することができました。

7対1看護体制施行時に入職した多数の新人看護師たちも、2014年度には7年目を迎え中堅として活躍しつつある時期で、抑制の増加の兆しが感じられる中、抑制激減に取り組むにはタイムリミットであり、かつ好機ともいえました。今、取り組みを始めなければ、未来永劫できないと思い、まさに「時は今」と心を決めました。

　病院内での倫理にかかわる委員会の整備により、倫理面への支援が手厚くされた2015年後半には、看護部の従来の看護倫理検討委員会を「臨床倫理看護部会」へと改組しています。

　2016年度には「高度急性期ケア開発委員会」を設置し、抑制のような手段に頼らない、患者の回復力のさらなるサポートとなる看護方法を開発することを目指しました。

　医療内容が高度であればあるほど、看護の認識・方法には患者理解に基づく精緻さが必要です。また、すべての生の営みに関与する看護は、一人ひとりの看護師が重要であるとともに、個人のみではなし得ず、チームメンバー全員の総意に基づく総合体としての在りようにかかってくることから、これらの委員会は看護部の委員会として位置づけました。

3. 倫理カンファレンス

　倫理カンファレンスの開始にあたり、まずはイメージがもてるようにするところからスタートしました。2009年度に北海道医療大学名誉教授の石垣靖子先生から、倫理カンファレンスのお手本として公開カンファレンスによる手ほどきを受けました。次年度はまずは各病棟でやってみよう、その次の年は多職種でやってみよう、次は皆が体験しよう、その次は倫理検討シートを使用することで段階を踏みながら考えていけるようにしよう、その次はより身近なカンファレンスになるように、名称を「分岐点カンファレンス」に変更しよう、というように、数年かけて進めてきました。そして、7年目の2015年度は、看護部の年度目標として、倫理カンファレンスと抑制を関連づけました。

　倫理カンファレンスの開催件数は、2015年度は130件、2016年度は234件と増加してきました。院内臨床倫理コンサルティングチーム発足当初の2015年度後半に行った各部署の倫理担当者である医師・看護師へのジレンマ調査では、「抑制」に関するジレンマは看護師では3番目に多く、医師では最も多いこともわかりました。

4. 課題への具体的な対応

　これらの取り組みにより見えてきた課題に対しては、以下のような対応を行いました。

　①インシデントレポートの今後の対応策として、「もっと抑制をしっかり行う」と記載した看護師がいました。記載者とよく話し合い、研修などを通してもっと別の対応策を考えたり、看護が患者の苦しみを緩和すること等について認識共有をはかりました。

　②「看護の中に抑制という方法を思い浮かべることがない」状況になることが看護部長としての筆者の願いでしたので、「抑制をしたらよいのでは」

と思い浮かんだときには、「倫理カンファレンス」で話し合ったり、相談する——つまり、抑制実施前に抑制以外の方法を見出す努力をすることとし、そのための体制づくりを行いました。

③抑制の激減に至らない部署と話し合いを進めていきました。
④抑制に関する実態を可視化していきました。
⑤抑制用具の供給体制をコントロールしました。
⑥抑制が発生した場合は、まだ対応力の不足があることを具体的に知る機会ととらえ、課題をみつけて取り組んでいくために、振り返りをていねいに行いました。
⑦「高度急性期看護が抑制によって補われるということが、本当に患者のためになるのか」と疑問を抱き、患者の回復力に役立つことを、抑制という手段を用いずにできることが高度急性期看護の方向であると位置づけ、そのための委員会活動を開始しました。

このようにして抑制が激減していった中で、看護師長たちに、人を大切に思うということをベースにした「抑制を減らしたい」という強い思いが芽生えてきました。「できれば抑制をしたくない」と考える看護師たちが、「やってみよう」「どんなケアが必要だろうか」と、ますます真剣に考えるようになりました。

2015年度後半、看護師たちは徐々に、なぜ患者はチューブを触ろうとするのか、ベッドから降りようとするのか、ナースコールを押すことやトイレに行くときは看護師を呼んでほしいこと等を理解できないのか、と考えるようになり、患者の考えや行動、生活のアセスメントや疾患の特徴などからヒントを見出そうとしていきました。そのような経験を重ねるにつれて、ケアのアイデアが豊かになり、倫理がとても身近に感じられるようになったのだと思います。

5. 取り組みの中で考えさせられたこと

取り組みを進める中で、管理者として考えさせられたことを表2-1-4に示します。

表2-1-4　取り組みを進める中で、管理者として考えさせられたこと

目標への向き合い方	●勇気とチャレンジ精神をもつ ●仲間と気持ちや考えを共有する
ガイドラインとの付き合い方	●運用のあり方を見直す。趣旨を知ろうとする機会と努力が必要
抑制用具使用にあたっての検討	●在庫に関する考え方の再検討が必要 ●使いやすい用具も登場しているが、使用を検討する際は、まず看護の目指すものは何かをよく考えてみる
抑制理由	●インシデントとの関連から、抑制理由の正当化が行われやすい ●その背景には、抑制の有害性に対する教育の不足がある ●現代の密度の高い看護においては、「看守り」というケア方法が必要かつ重要 ●抑制をいわゆる「先回り」の「手順」として考えない習慣をつける ●「考えることを短絡化すること＝効率的」というイメージが定着している現状について、立ち止まって考える

❶「知らないこと」に対する看護師の不安や恐怖を減らす

　未知のこと、経験のないこと、情報のないこと、先行きの見えないこと、突然のことなどが起こったときに、人は不安に駆られやすく、恐怖すら覚えることがあります。生命に及ぶ影響を感じるときにはなおさらです。専門化が加速している高度医療の中で患者の生命を預かっている看護現場では、看護師自身が患者に思いを馳せる前に、身も心もすくんでしまうような状況も少なくありません。

　こうした状況にあっても看護師らしさを発揮するためには、まず患者を「知ること」が必要です。業務内では一定の情報や標準的な知識は定型化されて提供されますが、それ以上に、進歩しつつある医療、解明されつつある病態、新規に開発された治療と人体への影響や可能性、そして何よりもその医療を受けようとする人の考えや望み、これまでの歩みを知ることが重要であると考えます。「知っている」という実感をもつことは、看護師本人の努力なしにはあり得ないといえます。よい看護に向けて、「知りたい」という欲求がわくのは自然なことだと思います。

　この意識のもち方いかんによっては、「看護」に達しない作業に終わることもあるでしょう。管理者の意識のもち方次第では、現場で実践する看護師につらい体験をさせてしまうことになりかねないとも思っています。相手を知っている状況であってはじめて、相手の立場に立てるのです。「どうしたらよいのだろうか」と考えることもできます。このような状況に立てるように、看護師が仕事の組み立て、内容、方法に気を配ることの重要性を感じています。

❷定型的な業務基準との付き合い方を見直す

　医療の質の改善・向上を目指して、安全性、有効性、患者中心志向、適時性、効率性、公正性の側面から、標準化やマニュアルによる水準の維持・向上がはかられてきました。これらが現在の病院業務の中で果たす役割は大きいと思います。

　しかし、考えたり問いかけたりすることなく、作業として落とし込まれた行為を機械的に実行する役割を担うことになりがちなのではないか、とも考えます。つくられたマニュアルの使用においては、一定のルールの下で相互に割り切れるものは割り切ることでの合理化を求める傾向や、医療者の役割に線を引きたい気持ちに襲われることがあるかもしれません。

　それは、高度急性期医療の場での、生命、生活、人生に影響を与える状況へのかかわりの難しさや複雑さが、医療者の苦悩やストレスを増やしたり、手数を軽減したり回避させたいという意識をもちやすくさせるのかもしれません。そこでは、ちょっとした気づきや違和感について、自分も周囲も過小評価したり、そもそも見過ごしたり、あるいはかかわりの不足を問題としなくなったり、考えたり疑問をもつことを必要としないような習慣が醸成されてしまってはいないでしょうか。

　当院でも標準看護計画や各種アセスメントを用いていますが、これらの導入の際に必ず議論されてきたことは、看護師の考える力や判断力の低下に対する懸念でした。これらの使用においては、作成された背景や限界を知り、人間尊重の原点に照らして、常に見直し、更新していくことが必要と考えています。

看護師の気づきや悩み、ジレンマは、患者にとって意義深い医療が行われるための宝物のような着眼点であり、患者のよりよい人生や生き方につながるものと考えます。このようなことを踏まえながら、病院業務の既存の仕組みや、道具であるルール的なものとの付き合い方について、自分なりの考えをもっていくことが大切であろうと思います。

❸個人およびチームの看護によって、患者を支える大きな力を発揮できるという実感

現在、金沢大学附属病院では、看護師が「看守り」というケアを行うことが増えてきました。何度も見回るのではなく、常時そばにいて、必要なことや、患者の様子に気づいて先回りのケアを行うのです。夜勤帯でも看守りケアを継続している場合がありますが、これはチームの強い意志と結束、思いやりがあって成り立っています。

看守りケアを行う看護師たちの語る言葉が胸に響きます。「無理やり点滴されたと言って怒っていた患者さんが、看守っているうちに振り向いてくれた。にっこりしてくれた」「患者さんから『こうしてほしい』と希望を伝えてくれた」「まったく食べなかったのに、差し出したおやつを受け取って、おいしそうに食べてくれた」など、患者の安心感や看護師への信頼感が手に取るよう伝わってきます。そして、患者が穏やかでよい表情をしています。看護でなければなし得ない仕事がここにあると思います。看護師全員がチームに参画し、個人個人のメンバーに共通する価値観と知識基盤があることが前提となっているのでしょう。ベクトルの渦を大きな力に変えていくために、いかほどの苦悩と努力が重ねられてきたことかと思います。

急性期の凝縮された医療場面では、健康状態はV字のような経過をたどるだけに、一瞬の一つひとつの看護実践が患者への強いメッセージをもちます。実践したケアから伝わるものが、患者の回復や安寧に変わっていくのです。その実感は、看護の実績、実証、自信、次の困難へのヒントとして、看護師を成長させていきます。

特に、急性期において「身体抑制はしたくない」と心を決めて行う看護のような取り組みから得た実感は、看護への思いを新たにし、やればできるという勇気になったと思います。個人が重要な看護の担い手であることと、それが安定して継続され、さらに即応し、進化しながらつながっていくためには、チームが重要です。個人にとっても、チームにとっても、お互いに看護を通して患者に必要不可欠なメンバーとなっているのです。すばらしいことです。

6. さらに具体的な取り組みを続ける

抑制ゼロ化への取り組みが進む中で、実際の課題がさらに明確になってきました。私たちはそれらの課題に、そのつど取り組んでいきました。以下に例を列挙します。
- せん妄予防ケアフローの対象者を、スクリーニングによって抽出するのではなく、はじめから全患者を対象とする。
- 院内物流管理(SPD)[*2]をされていた抑制帯・ミトンの配置・供給を徐々に中止していく。

*2 Supply（供給）、Processing（加工）、Distribution（分配）。病院内で流通する医療材料など様々な物品・物流を包括的に管理するシステム。

- 精神科病棟からの抑制帯貸し出しについては、理由を把握し、状況の相談にのり、使用の留意点をていねいに指導する。センサーマットの貸し出しの際も、同様の問いかけをする。
- 患者情報の共有のタイミングは、必要時に院内関連部署関係者および多職種と早期に行うことを推進する。
- 手術前にあらかじめ説明し、了解を得ていた抑制の同意書を徐々に取りやめる。
- 認知症メディカルスタッフ e-learning 講座を全看護職員が受講し、修了する。[*3]
- ユマニチュードの考えと技術を全看護職員が学習する。

[*3] 文部科学省・課題解決型高度医療人材養成プログラム 北陸認知症プロフェッショナル医養成プランで医師を対象に行われている教育コースを、認知症医療・対策にかかわる幅広い職種が受講できるように開講している。認知症症候学、認知症治療・予防学、認知症ケア、リハビリ、地域支援、倫理等の認知症各論を学び、最後に試験を受ける。合格者には受講証が交付される。

7. せん妄予防ケア体制の再構築

「患者がルート類の抜去や転倒による不利益を受けないように」という考えが、いつしか「ルート類の抜去がない」「転倒しない」ということが目標となり、ルート類が抜けないように体動を抑えるため抑制帯を用いる、指先の動作で抜けないようにミトンをはめる、ベッドから離れたらルート類が抜けるかもしれないので、センサーマットを使用してベッドから離れたことを早期にキャッチする、危険な行動に「誰か」が気づきやすいようにテレビモニタで監視する、というような監視・制限的業務の増加につながっていきました。つまり、長年のせん妄予防への取り組みの中で、いつしかアセスメントをすること自体が、抑制をする理由につながっているような状況でした。

このような勘違いの生じない体制にすることが急務であり、せん妄予防ケア体制の見直しを行いました。目標は患者の回復力の支援です。2016年度前期からは、見直したケア体制による実践を開始しました。

せん妄予防の中心的課題を「不快と非日常」ととらえ、これを「快と日常」にシフトする看護の方向性を共有していきました。具体的なケア内容は効果が証明されているものばかりで、すべての患者に必要なものです。ケアの変化はせん妄発症率の低下で示されています。2015年度前半は2.6％でしたが、後半は1.8％になりました。前年度と比較して、17部署中11部署で発症件数が減少し、そのうち7部署では発症件数は半減しました。発症率は、2015年度2.3％から、2016年度は1.7％へと減少しました。

8. 身体抑制ゼロ化が看護の立つ基盤として揺るがないことを目指す

2015年度末に抑制ゼロ化を実現し、2016年度には、ゼロ化へのチャレンジを続けること、そのために実体験を共有し、そこから学び合うこと、高度で先進的な看護をつくること、を目指しました。そこで2016年度の目標は、「尊厳ある方への看護であることを実践に表す」「患者の頭の中にある認識を大切に踏まえたケアを行う」「患者の歩みを知り、今からの歩みをいっしょに描き、（看護の）役割を発揮する」としました。

2016年度当初の4月、まず看護師長合宿研修を行い、前年度後半のそれぞれの強い信念・思いと、取り組んできた日々の中で出してきた知恵を共有する場を設けました。私たちはどのような看護の実現を目指すのかについて討議し、

表 2-1-5　チューブ類自己抜去のインシデントレベル件数と内容

患者影響度レベル	0	1	2	3a	3b＊	4a	4b	5
2014年度	0	225	21	3	3	0	0	0
2015年度	1	280	6	6	3	0	0	0
2016年度	0	305	20	3	1	0	0	0

＊インシデント影響度分類レベル 3b の事例について
　2014年度：3件とも気管チューブ、抑制あり
　2015年度：3件とも気管チューブ、抑制なし
　2016年度：1件、脳外科経鼻バルンカテーテル自己抜去（術直後）

（金沢大学附属病院）

組織分析に基づいて当年度の戦略を練り、セッションの一つでは抑制しない看護についての演習等を行いました。

　抑制激減への取り組みの経過中は、インシデントの統計的状況の把握も行っています。2015年度のチューブの自己抜去件数は、年度後半には減少しており、特に高度な一過性の障害（インシデント影響度分類レベル 3b）[*4]はゼロとなりました。その翌年に1件ありましたが、以後はゼロが続いています（表 2-1-5）。

　抑制激減のために必要と考えた学習を推進し、その実践を共有していくことにも注力しました。師長会、各種委員会、各種コース別研修、200名程度が自発的に参加する全体研修等、随所に関連する内容を踏まえられるようにすること、一人ひとりが貴重な看護の担い手として、必要な知識と技術を全員が学ぶことやチームで学び合うことを心がけてきました。全体研修として実施した講演会や報告会の主な内容は、「身体合併症を有する認知症高齢者の看護」「抑制しない看護へのチャレンジ報告」「抑制の有害性」「人の尊厳」「臨床倫理事例の研究」「患者ケアに責任をもつ体制促進」「パーソン・センタード・ケア」「高度急性期看護の今年の一歩の報告会」などでした。

　全看護職員必修とした研修は、①認知症メディカルスタッフ e-learning 講座（p.21 ＊3 参照）、② DVD「ユマニチュード—優しさを伝えるケア技術—認知症の人を理解するために」[1)]の視聴、の2種類とし、1年かけて看護部長をはじめ全職員が学ぶことができました。

9. チャレンジ報告会

　抑制がゼロとなったことがわかってから半年後の2016年9月、研修の一環としてチャレンジ報告会を開催しました。そこでは現場の実際の看護事例と看護部全体の様子が語られ、私たちにとっては忘れられない日の一つになりました。本書 Part 3 で紹介する各部署からの詳細な報告と一部重複しますが、その内容の一部を図 2-1-2 (p.24) に紹介し、その日の感激を伝えたいと思います。

　チャレンジ報告会後のアンケートの自由記載欄には、多数の記述がありました。特に病棟の実際の取り組み事例に多くの意見があり、皆が心打たれたことがうかがえました。200名を超える参加者からは、170件を超える感銘を受けたキーワードや看護のヒント、新たな気づきが寄せられました（表 2-1-6）。

　また、それらとは別の現実的な意見も3件ありました。マンパワーの配置

＊4　国立大学附属病院医療安全管理協議会が定めているインシデント影響度分類。レベル0〜5までの8段階（レベル3と4はそれぞれa・bがある）に分けられている。レベル 3a（一過性/中等度）までをインシデント、3b（一過性/高度）以上をアクシデントとすることが多い。

表 2-1-6　チャレンジ報告会後のアンケートの自由記載欄に寄せられた意見

- 抑制のない看護は患者と共に看護者の喜びになる
- 看護の力に気づいた
- 抑制＝安全ではないことが再認識でき、患者に寄り添うケアから抑制ゼロにつながっているのだと改めて感じた
- 看護する人の思いが大切だと思った
- 抑制しない看護は可能だと思った
- よい看護をリフレクションする。患者の特徴に気づき、ケアに生かす
- ルート抜去後の患者の反応をケアに生かす
- 師長さんの熱い思いと、すべての看護師の熱い思いと、看護で抑制がゼロにできた事実を知って、とてもうれしかった
- 改めて看護のすばらしさを知った
- 各部署における事例に対する看護のかかわりはもちろんだが、必要度やインシデントの件数などの客観的データを根拠とした発表、せん妄予防に関するかかわりの指標など、全般的な流れとして聞けてよかった
- 今後の看護の励みになる
- 医師も抑制に対してジレンマを感じていることを知ることができた
- 病棟の発表で、患者に寄り添うことでセンサーマットや監視カメラをなくすことができたということを知って、新人の自分は抑制しないのが普通なのだと思っていたが、それは先輩や師長さんたちの努力によって実現したことなのだと知った

調整のこと、やむを得ない場合の見極めのこと、「重症度、医療・看護必要度」で「危険行動」のある患者に抑制しないことは予防策として認められるのか、というものでした。このような意見は、看護に携わるそれぞれの立場での真摯なチャレンジの材料と考えています。

身体抑制ゼロ化後の変化

1. 身体抑制 4 件の実態からの学び

　身体抑制ゼロとなった 2016 年度半ば以降に、抑制の実施が 4 件ありました。このうち、治療目的という指示によるものと、ガイドラインに沿わず急に出た指示によるものの 2 件は、翌日のカンファレンスで「抑制しなくても療養できるのではないか」「抑制しない方針があるなら、そうしよう」ということで解除されましたが、いったん抑制が開始されると次のシフトへと継続されやすく、解除しにくいということはこれまでの文献に記されたとおりでした。結局これらの患者は一晩中、抑制を受けることになってしまったのです。

　また、事前に患者の状態把握が十分に行われないまま、急にその患者を担当することになったことで、抑制がやむを得ないという状態に陥ったこともありました。これらは苦悩する経験でしたが、貴重な気づきを得たよい学びとなりました。さらに、手術後の病棟への搬送途中で、麻酔からの覚醒の気配に気づき、医師が鎮静薬を投与してその効果が得られるまでの 10 分間、抑制帯で固定した事例がありました。この経験から、術後の搬送体制の在り方を考え直すことにつながりました。このような経験を経て、現在当院では抑制ゼロの状態が続いています。

■せん妄が遷延する患者への看護
[夜勤担当看護師]
　追加の眠剤与薬のとき、患者にそばにいることを伝え、ベッドサイドにいすを置き、座りながら患者の手をさすった。患者は「やっと会えた。こんな話をする時間があるのか。忙しいやろう」と言いながらも、「そばにいてくれて、めちゃくちゃうれしい」と語った。そして、5分ほどで入眠された。
[看護師長]
　看護師たちはせん妄予防ケアを体制化し、患者ととことん付き合うことでケアの糸口を見出していた。同じケアを行ってもよい効果が得られないときもあるが、ケアの手立てが増えるきっかけでもあることをスタッフは認識し、カンファレンスで情報を共有して次のケアに生かすことで、とてもやりがいを感じた。

■重症度、医療・看護必要度の変化
　抑制ゼロ化の取り組み開始に伴い、必要度B項目3点以上の該当患者割合は上昇傾向となった。B項目の内容では、「移乗」「衣服の着脱」「口腔清潔」「寝返り」「食事摂取」が増加し、「危険行動」は増減なしだった。客観的なデータが看護活動の変化とその効果を物語っていると思われる。

■看護記録の変化
①せん妄に関する記録
　以前は抑制をした後、解除時間を検討する記載が多く見られたが、激減に向けた取り組みが本格化した2015年度後半からは、「危険に至らないように環境を整えた」というような、より具体的な内容に変化している。

> 【記録例】
> 80歳代、男性、急性大動脈解離術後
> S）おーい、ここはどこや。金沢か？　入院しとるんか？　家族は知っとるんか？　そうか大変やったな。なんやら情けない気分になってきたわ。ガクッとなるな。
> O）傍らで会話したり、外を眺めていると自宅ではないことに気づき、場所を尋ねてくる。説明するといったんは理解されるが、再度わからなくなり、同じ会話を繰り返す。デイサービスでの日課である計算ドリルをしていると、ライン類を触ることなく穏やかに過ごされる。
> A）家族を心配したりする言動も聞かれ、気分の変動がある様子
> P）そのつど、傍らで状況の説明をする。本日より安静度が端座位に拡大されたため、座ってドリルをしたり、足浴ケアを実施
> ----
> 「目に見えるナースコールや吸痰瓶は撤去する。コード類は足元のコンセントに差し込み直した。10〜15分おきに訪室し、観察する。」
> 「排泄誘導や病棟内散歩の看守り後、ベッド臥床し休まれる。」

②看護ケアに関する記録
　患者の状態のみの記載から、患者の状態のアセスメントと計画または実践した看護ケアの記載に変化している。

③重症度、医療・看護必要度の根拠となる記録
　項目に沿った箇条書きの記録から、ケア中心の具体的な内容に変化している。看護と患者の様子、看護師が患者の心を含めた在りように寄り添い、人同士が心を触れ合わせて交流する内容が次第に増えてきた。

図2-1-2　チャレンジ報告会での各部署からの報告（抜粋）

> 【記録例】
> 「四肢脱力感があるため、ヘッドアップ座位へ介助し、両肘にクッションを挿入し、肘の位置を高くする。フタを開け、スプーンを渡すと自分で摂取できる。飲水時にむせることがあるため介助する。」
> 「左不全麻痺、筋力低下あり、スライダーを使用してストレッチャー移乗した。介助浴室にて全介助で洗髪、洗身、更衣を実施。」

④ケア記録

> 【記録例】
> S）お風呂、お風呂
> O）本日も39℃の熱発ありリフトバス中止。爪が伸びているがネイルをされているため切ることはできず。爪の間に便汚染が見られる。手浴と足浴を実施し、綿棒にて除去する。端座位の状態で保清を実施するが、途中眠ってしまい、身体が揺れることあり。面会の方が横に座り、支えてくれる。手足をローションで保湿。「きれいになりましたよ」と看護師が声をかけると、看護師の顔を両手で包むように触れ、笑顔が見られる。
> A）保清にて安楽な時間を確保できた様子
> P）危険のないよう看護師2名で保清介助
>
> ----
> 　100歳を超えている認知症のある患者の看護の際、看護方針として、患者にとっての好ましいタイミングでの排泄介助、食事介助、患者からの看護師への合図をキャッチして応えること、夜間もこの方針で行うこととし、心通う関係性の中で、患者は日に日に元気を取り戻していった。患者のそばで、見つめたり、話しかけたり、触れたり、立つことをケアの中に取り入れることで、患者が本来の姿に変化していったことを学んだ。看護師長は、「あの看護を体験してから、わかったことがあるのです」と元気な声で語り、他の認知症患者やせん妄発症を予測される患者にも、ミトンやセンサーマット、テレビモニタによる監視をやめることができた、と語った。
>
> ----
> 　夜間に興奮する90歳近いアルツハイマー型認知症のある患者の看護では、夜間のケアを3人夜勤での協力体制で行った。夜間、脱衣や放尿を伴う興奮がたびたび生じる状況にあっても、看護師2名で、コミュニケーションは患者と目を合わせて触れながら声をかけ、患者の行動を否定しないようにしながらかかわると、患者は日に日に穏やかになり、5日目には一晩ぐっすり休まれるまでになった。患者の尊厳を大切にした看護ができたという手ごたえを感じた、と看護師長は語った。

■安全面についてのゼネラルリスクマネジャーの報告
　年間のチューブ類の抜去件数のうち、自己抜去は1割であり、インシデント影響度分類は最大レベル3bで速やかに現状に復帰している。レベル3bでは、2014年度は3件とも抑制していたが、2015年度は3件とも抑制していないことがわかった（表2-1-5参照）。経年的には、自己抜去件数に大きな変化はなく、抑制やミトン使用の有無にかかわらず発生している。抑制ゼロ化の取り組み開始後は、抑制件数の減少とインシデント影響度分類のレベルの軽減が見られている。
　以前は、例えばチューブ類が挿入され、せん妄リスクを有する患者に抑制を行っていた場合、インシデントが発生すると、「もっとしっかりと抑制する」対策に陥ることがあった。それは本来望むケアの在り方と相反しており、看護師の苦悩にもなっていたが、軽減の方向に転じている。
　今は、自己抜去後の患者の反応からケアを検討している。「患者の『楽になった』という言葉を聞いて、苦痛をもっと軽減させるようなケアをしようと思った」「『（点滴が）邪魔だった』と言われて、目につかないようにした」「『これで眠れる』と患者に言われたことから、夜間の点滴中止を医師と検討した」といったことが語られた。

新しい種類の困難に気づいたり、よりよい対応ができるように緊張感をもちながら、私たちのチャレンジは続いています。その中で、看守りというケアの増加と活用、医師との心の通い合った協力、抑制の有害性への理解の広がり、看護とチーム力による患者への効果の実感、院内全体での看護師間の協力体制の高まりや自発的な部署間応援の協力申し出、といった動きが見られるようになりました。患者の満面の笑顔に、家族も看護師も皆喜び、看護のやりがいを深め、看護をすることで看護師が元気になっていく空気を日々感じています。患者とよく接し、話し、先々をお互いによく考えるような看護の進め方へと徐々によい変化が出てきました。

　精神科病棟では、隔離・監視モニタの使用機会も非常に減少しています。取り組み前後で患者満足度調査結果を比較したところ、患者自身が「大切にされている」と感じている比率が増加し、看護全体への満足度も同様に向上しました。[*5]

2. 身体抑制に関するジレンマ

　前述のジレンマ調査では、抑制に関するジレンマは看護師では2015年度3番目→2016年度8番目に、医師では同様に1番目→5番目となりました。「抑制に関するジレンマはまったくない」という回答比率は、2015年度は看護師20.7％、2016年度37.9％、2017年度57.1％で、医師では2015年度19.0％、2016年度30.0％、2017年度37.5％となりました。

3. ICUでの取り組み

　このような中でICUでも、新設した高度急性期ケア開発委員会とタイアップしながら取り組みを始めました。まず、よいケアの振り返りをしてみると、まもなくケアに関する記録が詳細に書かれるようになりました。そして次第に、看護記録からよいケアが読み取れるようになってきました。やがて、患者にとって最もよいことは何かを多職種で考える動きが出てくるようになり、看護師たちは、環境調整、声かけ、タッチングの重要性を再認識するようにと変化していきました。ICUの看護師たちは、悩み抜いた末に、抑制しないことにこだわるのではなく、日常性の回復と苦痛の緩和を懸命に行う方針をもつに至りました。

　ICUは、2016年12月に身体抑制件数がゼロとなりました。その事実がわかったとき、筆者がそのすばらしさと感動を看護師長に伝えたところ、看護師長は「まだミトンが3件あるのです」と、むしろ残念そうに言いました。その言葉に、チームのただならぬ成長と、高度急性期ケアの進歩を感じました。その後、抑制する際は吟味を重ね、やむを得ない場合は短時間で数分から数時間単位で行う、開始時に終了のタイミングをあらかじめ決めておく、というような意識の変化が見られています。ICU看護師たちの合言葉は、「『観る』から『看る』ケアへ」です。そばにいて看守ることで、患者とのかかわりの質が向上していることを実感している、とチームメンバーは語っています。

＊5　「いつも」「よく」「たまに」「そうではない」の4段階で調査した。
　「大切にされている」の項目では、「いつも」2014年度61.4％→2016年度67.0％、「看護全体の満足度」の項目では、「いつも」2014年度69.4％→2016年度73.2％に増加した。

4. 看護の質の変化

　抑制ゼロへの挑戦は非常に困難な場合もありましたが、そのようなときも、患者にとってのメリットとデメリットについての話し合いを多職種で行い、合意をはかりながらケアを進めています。毎日の話し合いや情報共有、そしてチームの力で、抑制という手段を想起することなく乗り切ることができると、大きな自信と喜びになりました。また、あるときは転棟時における事前の十分なケアの引き継ぎと計画、あるときは強烈なかゆみへの徹底した看護、あるときは患者のいきいきした表情を優先する"センサーマットに頼らないケア"、あるときはせん妄に陥りそうな状況を繰り返さないための振り返り等々、患者の立場に立ったよりよい看護の実践という歯車が次から次へと回り始め、看護の視点が高くなってきていることを感じます。

　当院では40～50床の病棟の場合、夜勤者は通常は3～4名、最も少ないときで2名です。2016～17年度は夜勤者を増やしたことが4回あり、脳神経外科と精神科病棟での1名増員を2～5日間行いました。この増員要員は外部からの応援ではなく、病棟チームメンバーによるものです。チームで患者を理解し、ケア体制を組み、協力し合うことを基盤にした密接な看護師間の関係性の中で自発的に出てきた動きだと考えます。

　医療機器やチューブが多数使用されるなど患者にとって最もつらい時期に、でき得る限りの看護を集中させることにより、患者がストレスフルな状況を乗り越えるサポートになり、それが回復促進にもつながっています。かつて抑制をしていた頃の抑制実施期間と比較してみると、看守りケアの実施期間は5分の1程度であることがわかっています。

結びに変えて──患者からの言葉

　2015年度末に抑制件数ゼロの達成が見えてきて、2016年度も引き続き取り組みを行っていた中で、患者さんから多くの手紙をいただきました。本書の中でそれらを一部掲載しましたが、ここでは子どもさんからいただいた手紙を紹介します。一生懸命書いたことが、その筆運びから伝わってきます。

> 「ぼくは、ここのびょういんのかんごふさんたちがすごいとおもいます。なんでかというと、すごくやさしいからです。ありがとう みんな だいすきです。」

　看護師一人ひとりが思いやりの心に根差して患者の心と深く響き合うことで、看護の専門性は高まることを実感しています。

引用文献
1) 本田美和子 日本語版監修：ユマニチュード─優しさを伝えるケア技術─認知症の人を理解するために，IGM Japon，2015．

（小藤幹恵）

2 臨床倫理に関する院内および看護部の組織体制づくり

臨床倫理コンサルティングチームの設置

　当院では、臨床倫理に関する体制整備として、臨床倫理問題を検討する場の設置を目的に、臨床倫理コンサルティングチーム(Clinical Ethics Consulting Team；CECT)が2015年10月に設置されました。医療・ケアの実際をチームで倫理的に検討する力、患者にとっての最善を判断するチーム力を高めていくことを目的に掲げています。

　副看護部長が臨床倫理担当者として専従で配置となり、筆者がその任に就きました。CECTは、リーダーの医師、副看護部長、専従事務をコアメンバーとし、その他に医師、看護師、薬剤師、医療ソーシャルワーカー(MSW)、事務の多職種で構成されています。またCECTの下に、CECTリンカーという名称で、各診療科医師、各部署副看護師長、薬剤師、放射線技師、臨床検査技師、管理栄養士、理学療法士(PT)、臨床工学技士(ME)の多職種が役割を担うことになりました。CECTおよびCECTリンカーの構成員と役割を図2-2-1に示します。

臨床倫理担当者としての活動

1. 活動内容
　筆者は臨床倫理担当副看護部長の役割として表2-2-1に示す7点を掲げ、日々の活動を開始しました。加えて、倫理に関する2つの看護部委員会委員長として、臨床倫理および看護の質向上に取り組みました。同時にCECTコアメンバーとしての活動も始めました。

2. 身体抑制激減を目指す看護部の取り組み
　2015年度の看護部目標の1つに「臨床倫理カンファレンスを実施し、抑制という手段を用いることを激減させる」が掲げられ、その目標達成に向けて各部署が取り組んでいました。看護部では目標管理において年3回(5月、10月、2月)、看護部長・副看護部長と看護師長・副看護師長との部署ごとの意見交換を行っています。10月の中間期活動報告では、抑制するか・抑制しないか

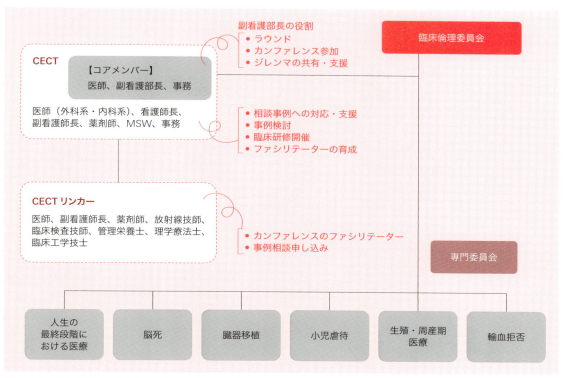

図 2-2-1　臨床倫理コンサルティングチーム（CECT）および CECT リンカーの構成員と役割

表 2-2-1　臨床倫理担当副看護部長の役割

❶ 院内ラウンドによる情報収集
❷ 看護職員が倫理的ジレンマを抱え込んでしまわないよう、倫理的問題やケアの相談依頼に応じ、スピーディな情報収集および問題解決の支援
❸ 多職種で倫理的ジレンマを話し合える場の設定を支援
❹ 各部署のカンファレンスや事例検討会に参加し、チームメンバーが自由に発言できるように支援、および問題解決につながる具体的な助言と提案
❺ 医療チーム間の関係調整やトラブル回避のための提案などの倫理的調整役
❻ 臨床倫理に関するデータ収集・分析
❼ 臨床倫理に関する知識と質向上のための研修企画

はチームで検討する、抑制を実施した場合は毎日カンファレンスを行い、「切迫性」「非代償性」「一時性」の3点を踏まえ、継続か・解除かについてチームで検討し、内容を記録する、1回は臨床倫理検討シートを用いて倫理的な視点で検討する、体幹抑制から離床センサーマットへの変更および上肢抑制からミトンへの変更を検討する、抑制実施の日数・時間短縮を目指す、などの取り組み内容が報告されました。しかし、激減に向けて取り組んでいるにもかかわらず、4～9月の抑制実施件数には変化があまり見られませんでした。

　全部署との意見交換を終え、抑制を実施したケースは、院内の行動制限ガイドラインに沿って検討し"やむを得ない最小限の抑制"と考えて行ったこと、「転落するかもしれない」「胃管を自己抜去するかもしれない」と予測して抑制

を実施したこと、センサーマットをナースコールの代用として使用していること、センサーマットや監視モニタの使用を開始すると解除がなかなかできないこと、などの現状があることがわかりました。さらに、2015年度下半期の課題は「"安易に""不用意に"抑制しない」と掲げているだけで、具体的な方策には言及していないことから、抑制激減に対して困難感を抱いている部署が複数あることが把握できました。

3. 各部署のカンファレンスへの参加
❶当初の様子

筆者は臨床倫理担当者として、2015年10月から実際に各部署のカンファレンスに参加しました。各カンファレンスの内容は、「ベッドから転落するかもしれない」「治療上必要なラインを抜くかもしれない」「説明しても理解が得られない」などを理由にした抑制をするか・しないかの検討が中心で、「昨日と状態が変わらないので抑制継続」となりがちでした。"危険行動""意思疎通困難"というキーワードにより、「抑制はやむを得ない」と決定されがちで、看護ケアが検討されにくいという印象を受けました。

そこで筆者は、「患者さんがチューブを触ろうとするから」という意見に対しては、「チューブを本当に抜去しようとしたの？」「テープがかゆいなどの理由があって触ろうとするということはないの？」「チューブが挿入されていることを(患者さんは)理解されているの？」などといった疑問を看護チームに投げかけました。「ベッドから降りようとするから、センサーマット継続、監視モニタ継続」という意見に対しては、「なぜ降りようとするの？ 理由は何か考えられる？」「センサーマットが鳴ったときには、患者さんはもう床に降りているのでは。転倒・転落の予防になり得る？」「監視モニタをどんな方法で24時間見ているの？」「画面で危ないと思って駆けつけて間に合うの？」と尋ねました。

ベッドサイドに患者が座っていた理由について意見を出し合ったとき、ある若手看護師が「患者さんは床頭台の上の時計を取りたかったのかもしれない。いつも時間を気にしているから」と答えたことがありました。この発言をきっかけに、他の参加者から「先日こんなこともあった」「そういえば」と活発な情報交換がされたときは、ケアのアイデアにつながりました。しかし、「たぶんトイレに行きたかったのかもしれない」というような安易な想像による発言の場合は、「では、何時頃にトイレ誘導すれば安全？」と尋ねても具体的なアセスメントが出てきにくく、有効なケアの提案につながりません。「日中に活動性を高めるために車いすで散歩する」という意見に対して、「日頃から動くことが好きな方？ 散歩することはこの患者さんにとって楽しいこと？」「趣味は何？」と疑問を投げかけても、回答が得られない場合もありました。

❷カンファレンスの変化──患者への関心の高まり

臨床現場では複数のルート類が挿入されていることも多く、治療上重要なルート類が自己抜去されないように、患者の目に触れないような固定方法の工夫などをしていました。また、転倒・転落した場合の危険性や、トイレに行きたいときは看護師を呼んでほしいことなどを繰り返し説明していました。しか

し、危険な場面が生じそうだと感じても、患者がルート類を触ろうとする理由やベッドから降りようとする理由など、患者の行動の理由についてアセスメントするための十分な情報がない場合は、患者個々に合わせたケアを検討することができず、夜間や早朝のマンパワー不足を理由に、「患者の安全のためにはやむを得ない」と考え、抑制を選択する傾向があるように感じました。

　ところがカンファレンスの中で、患者に関する情報が不足しているために個々の患者に応じたケアの検討につながらないことがいったんチームに理解されると、看護師は患者の傍らで行動を観察し、思いを聴いたり、入院時・面会時に家族から入院前の生活状況について聞くようになりました。その結果、療養環境を整えるケア、生活リズムを整えるケア、患者が心地よいと感じるケアが提案されるようになっていきました。そして、看護師が患者の傍らにいる時間が増え、さらに患者への関心が高まっていきました。「まずは1日やってみて、明日のカンファレンスで評価しましょう」というように、チームが少しずつ変化していったのです。

❸カンファレンスにおける臨床倫理担当者としての役割

　筆者が臨床倫理担当者としてカンファレンスに参加するときに大切にしてきたことは、まずは看護チームの考えや意見を聞く、意見を否定しない、多くの意見が聞けるよう発言のない看護師にも意見を求める、疑問に思うことはその場で尋ねる、チームの選択を責めるのではなく、「こんな方法もあるのでは」と投げかける、検討に役立つ情報を発言してくれたときや、ケアのアイデアが提案されたときは、その場でよいストロークを投げる、ケアを実践してみて患者によい反応が得られたときにはチームを称賛する、ということです。また、その後のケアと患者の変化が気になるため、関心をもって何度も当該部署へ足を運んだり、タイミングよくカンファレンスに参加できるよう、毎日ラウンドして情報収集しています。

　臨床倫理担当者は助言や支援はできますが、実際に患者に対応し、ケアをするのは現場のチームです。チームの決定が最優先であるため、複数名で多方向から意見を交わし、チームで合意し、決定するプロセスは大変重要です。患者にとって、そしてチームにとって、最善の決定がなされるような助言や支援を常に心がけています。

❹活動件数

　臨床倫理担当者としての筆者のカンファレンス出席件数は、2015年10月～16年3月は60件、2016年度は85件、2017年4月～12月は29件でした。内容は、せん妄、認知機能低下、コミュニケーション困難な患者へのケア、意思決定支援、ケアの振り返りが多くありました。

　看護に関する相談は、2015年10月～16年3月は19件、2016年度は33件、2017年4月～12月は26件で、安全で穏やかに療養するために実施したケアの効果が得られない、チームの選択が患者にとって最善か、など困難事例に関する相談が多く、「抑制せざるを得ないかも」との相談は14件ありました。抑制帯やミトン使用がゼロとなった後も抑制に関する相談はあり、筆者がカンファレンスに参加したり、医師と意見交換することもあります。

抑制指示があった事例へのかかわり

　医師からの抑制指示があった事例への看護チームの選択について、思い出深かったケースを紹介します。

　90歳代の術後患者Aさん。ICUより外科病棟に転棟となりました。点滴ライン、膀胱留置カテーテル、5本のドレーンが挿入されており、10分ごとに看護師が訪室していました。

　夕方Aさんは、ドレーンを1本自己抜去した状態でベッドサイドに立っていました。主治医より「再度自己抜去の危険あり」とミトンによる抑制の指示が出ました。看護師長は「抑制したくない」と主治医と話し合いを行いましたが、合意に至らず、看護師長より筆者に「ミトンを使用することになるかもしれない」と相談があり、筆者はすぐに病棟へ向かいました。「また抜かれたら命にもかかわる。謝罪するのは医師なのに」と、主治医は「ミトンを使用するように」と繰り返しました。そこで筆者は、主治医の治療への影響を危惧する思いを共有した上で、ミトンを使用することで生じるAさんへの影響、益・不利益、自己抜去防止への効果について、主治医と意見交換しました。

　筆者がAさんにお会いしたところ、看護師の声かけに「はーい」と返答し、穏やかな表情でした。その後、看護チームとも、Aさんの疼痛の有無、急に起き上がる・立位になる理由、Aさんにとっての最善について話し合いました。その結果、ミトンはAさんをさらに混乱・興奮させる、ミトンをしても自己抜去はあり得る、ミトン解除はチューブ類がすべて除去された後になるため、長期使用となることが予測される、といった意見が出ました。これらのことから看護チームは「ミトンは使用しない」「看護ケアで安全を守る」ことを決定しました。

　看護師1名がAさんの傍らで常時看守り、チューブ類の固定方法の工夫、尿意を誘発しないカテーテルの固定方法の工夫、ユマニチュードの実践、せん妄予防のケア、車いすでの散歩などを実践し、早出勤務者を配置するなど勤務体制を考慮しました。Aさんはドレーンや点滴ルートに手を伸ばすことはありましたが、看護師が声かけや説明することで手を放しました。夜間眠れず大声をあげて落ち着かないときは、いっしょに散歩したり本を読んだりすると、しばらくして入眠しました。このような状況を見て、主治医はチューブ類の早期抜去を検討してくれました。

　手術から8日後、Aさんのコミュニケーション力は徐々に改善していきました。主治医は近くに住む息子夫婦に、「週末はAさんのそばにいてあげてほしい」と話しました。嫁は「そばにいられないので、（危険があるならば）縛ってください」と言ったそうですが、主治医は「この病院では患者さんを縛らないのですよ」と伝えてくれたと、看護師長がうれしそうに報告してくれました。

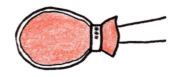

＊1 Japan Coma Scale. 意識障害の深度（意識レベル）分類。覚醒の程度によりⅠ・Ⅱ・Ⅲの3段階に大別し、そこからさらに3段階に分ける。JCS 100は"痛み刺激に対し、払いのけるような動作をする"で、JCS 100以上は重症と判断する。

　30歳代の男性Bさん。生検術後、脳室体外ドレナージを施行しました。JCS[＊1]は100でした。ICUより脳外科病棟に転棟後、徐々に体動が出現し、脳室体外ドレーンの自己抜去の危険が指摘され、主治医のみならず、医局長・病棟医長より体幹および両上肢抑制の指示が出ました。
　医師と看護チームは、指示に従って抑制することによる益・不利益について話し合いました。なかなか合意には至らず、その夜は深夜勤務者を1名増やし、看護師1名が常時傍らで看守ることで、話し合いはいったん終了となりました。夜間、「痛い」とはじめて発したBさんの一言に、看護師はすぐに鎮痛薬を投与し、クッションで体位の工夫をしました。
　翌日も主治医は「抑制を」と繰り返します。看護チームは、抑制しても自己抜去はあり得るため、抑制しない看守りケアで自己抜去を防止したい、と伝えていました。主治医とのカンファレンスの場をもつことになり、筆者も参加しました。確定診断がつくまでの約3週間、脳室体外ドレナージは継続されるため、抑制を開始するとその間解除できないことが予測できました。これまでの抑制ゼロ化に向けての取り組みの中で、看護チームは抑制しないほうが患者の回復が早いとの効果を実感していました。抑制はしたくないとの強い思いはありましたが、主治医の「絶対に抑制」「外ドレ抜去は命にかかわる」という言葉にとまどっていました。「指示を守らないで自己抜去されたら、責任はどうなるのだろう」「自分が傍らで看守っているときに、自己抜去されたらどうしよう」「大きな体格のBさんが急に起き上がろうとしたときに、制止できるか不安」「常時看守ることの看護師の精神的負担は大きすぎる」「Bさんへのケアによりマンパワーが不足して、他の患者さんのケアができなくなるのではないか」など、看護師の不安や精神的負担などについて本音を話し合いました。筆者も主治医と激論を交わす場面もありましたが、最後に看護チームが出した結論は「抑制しない」でした。
　翌日、院内ではじめての脳室体外ドレーン挿入状態での化学療法が開始となりました。看護チームは毎日カンファレンスで情報交換し、チーム一丸となっていねいなケアを実践していきました。Bさんは急に四つん這いになったり、急に頭に手をもっていったりすることはありましたが、やさしく説明すると興奮することなく行動をやめてくれました。主治医も固定方法の工夫など、安全に安心して療養できるよう協力してくれました。病室で音楽を流したところ、Bさんは一言、「エグザイル、好き」とつぶやきました。症状が改善してきているようでした。
　脳室体外ドレーン挿入から9日後、確定診断がつき、医師がドレーンを抜去するに至りました。主治医より「看護師さん、みんな本当にがんばったね」と労いの言葉があったそうです。

臨床倫理に関する院内の体制整備の成果

1. 抑制用具に頼らないチームへの変化

　「センサーマットも抑制になるのですか？」と聞かれることがあります。筆者が経験した事例を紹介します。

　80歳代の男性Cさん。がんで転移もあり、入院治療中に心房細動から微小な脳梗塞を発症されました。点滴・酸素投与、がん疼痛に対して医療用麻薬投与、膀胱留置カテーテル挿入がされていました。入院前はコミュニケーション、理解

力は良好でしたが、脳梗塞発症後は時々混乱されることがあり、「なぜわからないのか、わからない。自分の頭がおかしくなっている」と苦しまれることもありました。

ある日、Cさんは高熱に伴い、夜間にベッドサイドで転倒していました。幸いけがはありませんでしたが、看護チームで検討し、センサーマット使用となりました。Cさんは尿意を気にされ、膀胱留置カテーテル内の尿が流出しやすいように、自分でも誘導していました。しかしそれでも尿意が出現すると、あわててトイレに行こうとベッドから降ります。センサーマットが反応し、そのたびに看護師は「Cさん、どこに行かれるのですか？」と聞きました。「トイレに行きたい」と答えるCさんに、看護師は「大丈夫ですよ。トイレに行かなくても管から尿は流れていますよ」と説明します。

Cさんは当初、「ベッドから降りると、呼んでもいないのに看護師さんがやってくる。なんか変だ」と言っていました。その後、「立つと、『どこに行くの！』と看護師さんに叱られる」「『おしっこ』と言うと、『管が入っていますよ』と言われ、あっ、そうだった、トイレに行かなくてもいいのだった、と思い出す。とても恥ずかしい、穴があったら入りたいくらい、とてもつらい。でもそう言われても、おしっこしたいんだ」と強い口調で話されました。

監視されている感覚、行動を制止され、欲求が満たされず、行動を否定されることは、Cさんをさらに混乱させ、苦痛や屈辱となっていました。センサーマットはケアになっていなかったのです。

「道具を使用することがケアですか？どんなケアにつながるのですか？」と、筆者は看護チームに投げかけました。看護チームはこのことに気づき、Cさんの欲求を予測して先回りのケアを実践するようになりました。その後、すべての患者に一度もセンサーマットは使用していません。

身体抑制実施件数が院内で激減したとき、他施設の方から「どんなすばらしい用具を入れたのですか」と聞かれました。抑制ゼロとなる以前には、各部署で数種類の抑制用具を複数所持していました。しかし、2017年度にはほとんどの部署が用具を所持していません。抑制用具に頼らない、抑制用具が必要と思わない現場に変化しています。

2. 看護記録の変化

筆者は、ラウンドや相談依頼による患者の情報収集目的で、各部署の看護記録を見ています。活動当初と比べて今は、患者の行動、看護師のアセスメント、実施したケア、患者の反応がとてもよくわかります。病棟に重症患者が複数名いる場合でも、夜間にせん妄症状のある患者に対して足浴をしながら会話をしていたり、下肢の浮腫とふらつきがある患者の「トイレに行きたい」という希望に沿い、最期まで看護師複数名でトイレ介助をしていたりなど、看護師たちがやさしくていねいな対応をしているのが読み取れます。

夜勤帯では1人の患者に対して2～4名の看護師の記録があり、少人数の勤務者の中で協力してケアを提供している様子が見て取れます。あるときには、夜間に患者に何事もなく、看護師が無事に穏やかな朝を迎えられますようにと願い、翌朝、看護記録を見て、患者に特に異常がなかった様子がわかり、安堵

したこともあります。

　心に響く看護記録に出合ったときには、すぐに当該部署の看護師長にチームへの感動を伝えます。反対に、こんな対応では患者が興奮するのは当たり前と読み取れたときには、当該部署の看護師長に伝え、チームで考えてもらうように依頼しています。

3. 身体抑制事例の振り返りから今後の対応の検討へ

　患者の傍らでたくさんのケアが実践されるようになり、当院の一般病棟・精神病棟での抑制帯使用がゼロになり、しばらくしてミトン使用ゼロも達成しました。しかしその後、抑制帯やミトンを使用した部署がありました。

　ゼロという記録更新だけにこだわっているわけではないため、ゼロが継続されなかったことでチームを責めることはしません。しかし、なぜ抑制を選択したのか、本当に抑制が最善の選択だったのか、患者に必要なケアが実践されていたのか、その事例ごとに振り返ることにはこだわりました。すべての事例について当該部署の看護チームと、時には関連部署や主治医も加わり、意見交換を行いました。事例の振り返りを通して、患者の入院前の生活状況を知ること、十分患者を理解すること、たとえ家族から抑制を依頼されたとしても、医師の指示であっても、看護チームで患者にとっての最善を検討すること、関連部署との連携が不可欠であること、を学びました。

　今では、入院前から、外来・病棟・手術部など関連部署の医師・看護師など多職種でカンファレンスを開催し、情報交換とケアの検討が行われています。事前に多職種チームで話し合い、様々な場面を想定して準備を整えることで、患者も医療者も安心できる医療・看護が提供できることを経験しています。

4. ICUのチャレンジ

　高度急性期医療を担う大学病院の集中治療室（ICU）などクリティカルケアの現場では、生命を優先するには抑制を避ける方策は困難と思われていました。そこでICUの状況を理解するため、筆者は朝のミーティングにいっしょに参加することから始めました。すると、生命の危機的状況に直面している患者のドレーンなど様々な医療器具の自己抜去を防止し、患者の安全を守るために抑制せざるを得ないと判断している場面が多くあり、これ以上抑制を減らすことは危険と感じていることがわかり、支援の難しさを感じました。

　翌2016年6月に看護部委員会「高度急性期ケア開発委員会」が新設され、筆者は委員長に任命されました。内科・外科病棟看護師長、ICU看護師長・副看護師長・看護師、集中ケア認定看護師を委員に、教育担当副看護部長を陪席者として、高度な急性期ケアの開発を目指しました。当初は、身体抑制にジレンマを感じながらも、安全を守るためにはやむを得ないとするICU委員と意見がぶつかり合うこともあり、患者の尊厳を大切にしたケアをしたいと思う気持ちは同じなのに、なかなかわかり合えないもどかしさを感じました。

　抑制激減への取り組み結果をデータとして提示し、検討していく中で、ICUで抑制に至った事例の振り返りや一般病棟での高度急性期ケアの紹介を通して、「抑制のほかに、まだできることはないか」「その人らしく穏やかに過ごせるよ

うにするには」と、ケアについて熱く語り合うようになりました。その後、日中・夜間を問わず医師と看護師複数名でカンファレンスを行い、ケアについてチーム内で合意を得て実践されるようになりました。昼夜のリズムをつけるために太陽の光を浴びるベッド配置の試み、体位の変化に対応するカテーテルの安全な固定方法、ベッドでの院外散歩、人工呼吸器装着での入浴の実践などが行われるようになりました。高度急性期ケア開発委員会は、進化するICUのチャレンジが毎月報告される、心待ちな委員会となりました。

5. 身体抑制ゼロ化への歩みの過程を忘れない

　ある患者に効果があったケアでも、別の患者には効果がない場合もあるため、看護部では日々ケアを模索しています。傍らでの患者の看守りも、それが監視となっていたら、患者にとっては苦痛でしかありません。患者個々に合わせたケアを提案し、チームで協力し、切磋琢磨してケアを磨き、実践しているからこそ、患者が穏やかに過ごすことができ、患者が笑顔になったうれしい体験となります。これからも抑制ゼロ化に向けて歩んできた過程を忘れず、チームと共に真摯に看護に向き合っていきたいと思います。

（中西悦子）

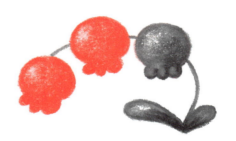

3 院内教育体制づくり

　当院の看護部理念は、大学病院として、患者を大切にした質の高い看護を実践すること、看護の質向上のために学習すること、ホスピタリティを探求することです。現任教育は、その理念に基づいて変化する社会情勢や多様なニーズに対応するべく看護の役割を果たし、組織の発展や看護水準の維持・向上に寄与することを目指しています。

　新人育成においては、レインボープランとして7つのプランをもち、各担当看護師が屋根瓦方式[*1]で指導し、担当看護師相互の成長も促進しながら新人を育成しています。また、異動者に対しての支援体制として、フリージアシップをとっています。これは、新しくチームメンバーとなった看護職員に対して、なるべく早く配属された部署に慣れ、その人自身がもっている能力を発揮できるよう、一人ひとりに担当者を配置して支援する仕組みであり、担当者はカインダーと呼ばれ、親切な水先案内人役を担っています。

　このように、現任教育を行うにおいては、人を大切にすることが基盤となっています。そして、看護職一人ひとりにおいてその個別性を尊重し、お互いを大切にし合いながら成長するよう努めています。このような中で、当院において身体抑制がゼロになった過程において、教育が果たした役割について紹介します。

＊1　教えられた人が、次に教える側に回ることにより、教える側と教えられる側の双方が共に学び、共に育つことを目指した教育技法。

教育体制と教育の実際

1. 臨床事例検討会

　各看護単位における個別の看護と、その実践の中にある看護の具体的なヒントを共有し、ケアの発展につなげるため、2010年から臨床事例検討会を開始しました。8年目を迎えた現在までに55回開催し、219事例が報告されました。一つひとつの事例からの学びの大きさを感じています。

　1年間で7回に分けて、28全部署にテーマづけをして実際の看護の実践を語ってもらい、その後、参加者と意見交換を行って、発表者と参加者の相互の学びを深めています。実際の看護を体験した看護師から発表される事例は、悩みながら、そして皆で知恵を出し合いながら、患者のことをよく知り、考え、実践した看護であり、臨場感があふれています。臨床事例検討会には毎回200名程度が参加しています。

表 2-3-1　看護部目標に沿った課題

年	課題
2014 年	看護師の五感、手、直接のかかわりを通じ、患者にとってよかったと感じる看護実践
2015 年	せん妄予防ケア・患者の選択肢を増やすケア・痛み緩和ケアのための具体的看護実践
2016 年	患者の頭の中にある認識を大切に踏まえた優れた看護実践
2017 年	高度急性期看護において療養生活の整え方が向上した看護実践

　年度ごとに看護部目標に沿った年間の課題を企画しています(表 2-3-1)。どの部署においても、課題に沿ったよい看護ができた実践について報告しており、参加者の学びは大きいと考えています。参加者の事後アンケートは、ほぼ全員が「発表内容がよかった」「自部署の看護に取り入れたいことがあった」と回答しています。また、具体的な感動や興味、今後に生かしたいと考えていることなど、毎回たくさんの感想や学びが記載されています。

　アンケートに記載されている内容はより具体的なものに変化しており、参加者の気づく力や感性の高まりを感じています。発表部署へのポジティブなメッセージも多く記載されているので、アンケート集計内容は全部署へフィードバックしています。また、事前に部署内で事例を検討し、振り返りを行っています。自分たちが実践した看護に対する振り返りを行うことで、よい看護を可視化する機会ともなっています。

2. KIND 方式による相互支援・成長体制

　当院では 2011 年より、金大式パートナーシップ(Kanazawa University Hospital Interactive Nursing Development ; KIND)を取り入れています。KIND とは、患者へ手厚い看護提供のための、金大式看護チーム相互支援・成長体制のことです。

　2 人で協働する KIND の実践は、精神的・業務的負担や判断・アセスメントに伴う責任感の軽減だけでなく、看護師一人ひとり、ペア間やチーム全体で前向きに取り組む姿勢につながっています。また、お互いの実践を間近で観察でき、観察学習の機会ともなっています。KIND の考え方がチームの核にあることで、難しい事例であっても、挑戦し続ける原動力となっています。KIND のマインドがチームで人を育てる力になり、人材育成につながっていると考えています。

3. 看護師長研修

　看護部の理念に基づき、看護師長としての責務を果たし、良質な看護を提供する単位の責任者としての能力を養うことを目的に、毎月 1 回、看護師長研修を行っています。看護師長の部署や経験などを考慮して年間グループを決め、グループメンバーで活動するなど、相互に深く学びやすい体制としています。

　看護部目標達成に向けたもの、社会情勢によって看護師長に求められるものなどから、各グループの担当者が輪番制でテーマを決定しています。そして、

研修テーマについて看護師長としての課題をあげ、知識の修得のみではなく、研修を終えたその日から、課題について看護師長としての行動がとれることを目指しているところがこの研修の特徴です。看護部の理念や目標が各部署へ浸透し、看護師長の部署活動において明確な方針となり、行動がとれることに役立っていると考えています。

　当院で一般病棟と精神病棟で身体抑制がゼロになった2016年2月から2か月後の2016年4月9日〜10日に看護師長宿泊研修会を行いました。「目標管理の手法を深化させ、今年度の戦略を立てる」ことを目的としました。内容は、目標管理や組織診断などの看護管理に関する講義や接遇、妊婦が安心して勤務できるかかわり方、更年期の過ごし方など、看護師長に必要な知識に関するレクチャーを行いました。そして、「自分たちが創り上げる看護の価値とは」「今年度どのような看護の実現を目指すのか」をテーマにグループ討議を行いました。

　また、臨床倫理担当副看護部長が「抑制しない看護を考える」というテーマで前年度の当院における抑制の実態を報告し、全体で共有しました。そして、実際の事例をもとに事例検討を行いました。テーマに「抑制」という文言が入っていましたが、グループ発表の内容は、「患者のその人らしさとは」「患者の望み」「患者にとってのケアとは」など、看護そのものについてであり、各看護師長が明確にビジョンを描くことができたと感じました。身体抑制がゼロになってまもなくのこの時期に、看護師長全体で研修を行った意義は大きかったと思います。

4. 全員での学習機会

　高齢者の増加に伴い、生活習慣病や認知症の増加が予測される中、患者のことをよく理解し、その人に応じた看護を行うためには、高齢者や認知症に関する理解が必要です。そこで、当大学が文部科学省・課題解決型高度医療人材養成プログラムの北陸認知症プロフェッショナル医養成プラン「認知症メディカルスタッフe-learning講座」を運営していることから、2016年度はWebシステムを用いて全看護師が受講することを決め、申請しました。7科目40テーマのうち、認知症患者を理解し、看護に役立つ10テーマを必修に、2テーマを選択として12テーマ（表2-3-2）を受講し、試験を受けて合格した者に受講証が交付されました。

　また、院外でユマニチュードの研修を受講した看護師が、院内の全体研修会や部署で伝達講習を行いました。しかし、伝達講習だけでは一部だけの知識しか得られないことに気づきました。人間の尊厳を大切にし、害を与えないケアを全員で行えることが重要であり、看護師全員がユマニチュードの哲学とケアの技法を学ぶ必要性を感じました。学習方法としてDVDによる学習を選択し、全看護師が「ユマニチュード—優しさを伝えるケア技術—認知症の人を理解するために」[1]を視聴しました。その後、知識と技術のさらなる修得をはかるため、各部署でも学習会を開催したり、ユマニチュードを実践して効果があった具体的事例を共有するなど、ユマニチュードが実践に定着するよう努めました。

　上記2つの研修を必修研修と位置づけ、新人や育児休業からの復帰者も含

表 2-3-2　認知症メディカルスタッフ e-learning 講座 受講科目一覧表

科目	履修方法
認知症の概要と疫学	必修
認知症の中核症状と BPSD	選択
老年期の精神障害と認知症	選択
老年期の気分障害と認知症	選択
老年期の不安障害、睡眠障害、せん妄と認知症	必修
軽度認知障害	選択
認知症高齢者に合併しやすい身体症状とその対応	選択
認知症の治療総論（薬物、ケア、リハビリ、終末期医療を含む）	必修
生活習慣と認知症予防	必修
認知症のケアとリハビリの基本・原則	必修
認知症ケアの実践	必修
認知症リハビリの実践	必修
社会環境・資源 1（認知症に関わる制度・政策）	必修
社会環境・資源 2（生活支援と地域連携）	必修
認知症の人への配慮、法・倫理	必修
アルツハイマー病	選択
レビー小体型認知症	選択

めた全員が受講しています。

5. 学習の継続と資質向上研修

　看護師が自由に参加できる自己啓発研修は、抑制しない看護の定着に役立つ企画としました（表 2-3-3）。当院が対象とすることの多い身体合併症を有する認知症高齢者看護や身体抑制の害について学びました。

　身体抑制がゼロになって半年後の 2016 年 9 月 13 日に、「高度急性期医療の場での抑制しない看護へのチャレンジ」としてチャレンジ報告会を開催しました（図 2-3-1a）。抑制しない看護の歩みやせん妄ケアを増やす取り組み、医療安全から見た抑制しない看護の成果等が語られ、4 部署から事例報告を行いました。報告会後のアンケートには、「看護に感銘を受けた」「今後の看護に生かしたい」という感想が多く寄せられ（表 2-3-4）、今後の看護のヒントや多くの示唆を得ることができました。

　一方、「現実的に時間やマンパワーがとられる」「抑制ゼロの取り組みは大切だが、やむを得ない場合の見極めを忘れてはならないと思う」「必要度で危険行動のある患者に対して、抑制しない、ミトンしない、監視しない、マットを敷かない等は予防策として認められるのか」という感想もありました。この時期は、それぞれの部署が看護部の理念や目標「抑制を激減させる」に向かって取り組み、数字上は身体抑制ゼロになったとはいえ、看護師一人ひとりのレベ

表 2-3-3 自己啓発研修

開催日	研修テーマ	講師
2016年5月20日	身体合併症を有する認知症高齢者への看護	国立長寿医療研究センター 老人看護専門看護師　高道香織氏
2016年11月4日	せん妄などで、意思疎通をはかりにくい患者に用いられやすい「身体抑制」―その有害性を知る	千葉大学大学院看護学研究科教授 酒井郁子氏
	「身体抑制」その有害性を知り、人を大切にするチーム医療を進める―看護単位での倫理担当者として	千葉大学大学院看護学研究科教授 酒井郁子氏
2017年1月30日	パーソン・センタード・ケアを目指して	海外視察研修「北欧の保健福祉サービスと日常を感じる視察研修」受講者 ジェネラルエクセレントナース研修受講者

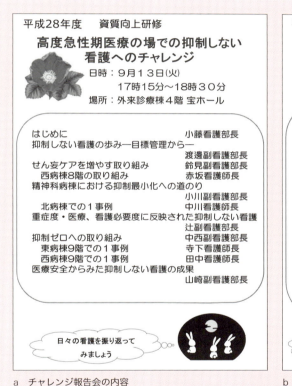

a　チャレンジ報告会の内容

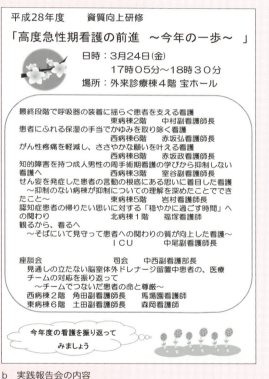

b　実践報告会の内容

図 2-3-1　看護部の資質向上研修

ルでは、まだゼロになったという実感はもてていなかったのだと思います。

　自分たちの看護をどこまで振り返ることができていたのか、ましてや、他の部署の取り組みは、年度末の成果報告会や臨床事例検討会で一部知ることができるのみで、病院全体での身体抑制ゼロに向けての看護の変化について知る機会は極めて少なかったと思われます。このチャレンジ報告会は、一看護師たち

表 2-3-4　チャレンジ報告会後の看護師の感想（抜粋）

- ベッドサイドでじっくり話を聴く
- 快の刺激を与える
- 先回りケアを行う
- したいこと、選べることを増やして支える看護
- 行動制限や禁止はせず、その他の方法でやってみようという気持ちが大切
- 患者のタイミングでケアをする
- 排泄ケアは大切
- 患者がなぜその行動を行うのか、考える
- チームで根気強くかかわり続けることが重要
- 多職種で抑制しないカンファレンスを行う
- リアリティオリエンテーションが効果的
- とことん付き合う
- 成功体験を積み重ね、自信をつける
- 認知症講座やユマニチュードなどの研修を受ける意味について、改めて理解できた

表 2-3-5　実践報告会後の看護師の感想（抜粋）

- まずはじっくりと患者を観察すること
- 多職種で協働してケアを提供することが大切。また部署間での情報共有も大切
- 失敗はしっかりデブリーフィングする
- 危険行動を防ぐには、患者の行動を制止するのではなく、どうしてそのような行動をしてしまうのか、要因を観察する
- 無意識の行動にも、根底にその人なりの思いがある。患者のその人らしい人生の歩みを知ること
- 傍らにいることで、患者さんのことを考えることができる
- 患者の考えていることは何か、欲求は何か、苦痛は何か、患者の行動だけを見るのではなく、「患者さん」の立場になってみて、どうしてそのような行動となるのかを考えていくことが大切
- 患者さんの傍らに寄り添い、関心を向けること、患者さんの言葉や行動の根底に何があるのか・希望していることは何かを考え、ケアにつなげることの大切さ
- 家族からの抑制の希望に対し、家族がなぜそう思っているのか、ゆっくり話を聞く
- 患者の揺らぎに付き合いながら、意思決定までを支えていく。不快を取り除き、快の刺激をケアに取り入れる
- 患者が発する言葉、動作、行動の意味合いを解釈できる力・意味合いを感じる力も必要となる

がはじめて、この病院で起こっていることや、看護の変化を知ることができた場になったと考えます。そして、この場が他の部署で実践されている看護を学ぶ経験学習の機会になり、新たなチャレンジの一歩につながりました。

　さらにその半年後の2017年3月24日に、「高度急性期看護の前進──今年の一歩」として実践報告会を開催しました（図2-3-1b）。7部署からの事例の報告と、「チームでつないだ患者の命と尊厳」をテーマに、臨床倫理担当副看護部長が司会を務め、2部署の副看護師長と看護師の4名で座談会を行いました。身体抑制ゼロ後に身体抑制を行った事例についても報告されました。この報告会後もたくさんの感想（表2-3-5）が寄せられ、看護のヒントとなる多くの学びがありました。

　9月のチャレンジ報告会後の感想（表2-3-4）とは明らかに変化していました。9月の報告会では、自分たちの置かれている状況と、知らず知らずのうちに学習していることを知り、また他部署の取り組みから看護の力に気づき、具体的なヒントを得て、自分たちも意識して実践してみようと意欲をもつところに

表 2-3-6　看護研究発表会で報告された「身体抑制」に関するテーマ

年	テーマ
2013年	・身体拘束に対する意識の変化―看護師による拘束疑似体験を通じて
2014年	・精神科急性期病棟における行動制限最小化に向けたパートナーシップの効果の検討
2015年	・身体抑制を行っていた患者への看護の在り方に関する研究―看護師の支援過程を通して
2016年	・身体抑制しない看護への取り組み効果に関する研究―患者満足度調査の比較より ・ある大学病院における抑制廃止への取り組みに関する実態調査 ・脳疾患患者の術後の抑制ゼロの取り組みの評価 ・精神科病棟看護師の認知症患者に対する看護の変容に関する調査―ユマニチュードを導入して
2017年	・抑制ゼロ化への「高度急性期ケア開発委員会」の影響に関する実態調査 ・身体抑制しない看護の効果に関する研究―取り組み前後における重症度、医療・看護必要度の比較 ・集中治療部で実施されている抑制の実態 ・術後せん妄予防のための24時間リアリティオリエンテーションの効果 ・常同行為がある網膜剥離手術を受けた患者の行動を制限せず周手術期を過ごすことができた事例の研究

至ったのだと感じました。そして、各部署では目の前の患者一人ひとりに向き合い、実践することでの新たな学びを重ねていきました。だからこそ、3月の報告会では、実践して経験したからゆえに、もつことができる感想へと変化したのだと思います。感想一つからも実践の変化が見て取れました。

6. 研修の場としての看護研究発表会

　当院では1969年から年1回、研修の場としての看護研究発表会を開催しています。各部署で取り組んだ研究に触れ、院内すべての看護職員間で交流・意見交換ができる機会として、2017年に第49回目を開催しました。看護研究発表会を学習の機会として日頃の看護に生かしていけるように、開催は土曜日とし、多くの看護師が参加しています。

　これまでに行われた研究発表のうち、身体抑制に関連したテーマのものを表2-3-6に示します。2015年までは各年1演題の発表であり、身体抑制を行っている中での、よりよい看護の探究でした。2016年以降は身体抑制しない看護が前提となっており、演題数も2016年4演題、2017年5演題と増加して、看護研究の内容に変化が見て取れます。参加者の感想の一部を表2-3-7に示します。感想からも具体的な学びがあったことがうかがえました。

7. 実践からの学びとしての体験学習

　臨床事例検討会やチャレンジ報告会で行われた自部署で実践したことの事例報告は、研修に参加したり、他部署のよい事例報告を聞いたりするよりも、自分たちの実践した経験から学ぶことが一番効果的で重要であるということを示していました。

　抑制しないことに対して、「私たちには無理です。何かあったら誰が責任を

表 2-3-7　看護研究発表会後の看護師の感想（抜粋）

- 抑制しないほうが自己抜去防止のための対策時間が短いという結論から、行動制限最小化への意欲が増した
- 抑制ゼロに向けた取り組みをチームで実施し、抑制ゼロに一歩ずつ近づいていることが認識できた。また、抑制を減少してもインシデント増加につながっておらず、安全な看護を実践できていると感じた
- 疼痛コントロール、生活リズムを整える援助、ベッド周囲の環境整備など、日頃行っているケアがせん妄予防のためによい働きをしているということが実際の患者の声から知ることができ、今後も継続していきたいと強く感じた
- 不穏な患者に対して傍らに付き添いケアを実践し、抑制をせず対応してきたことが、患者にとっても看護師にとってもよいことであったと実感できた。これからも抑制をせず、患者にとって最善の方法を検討し、実践していきたいと思えた
- 身体抑制の減少から、看護必要度のB項目の高まりや記録の改善が見られたことは、すべてがつながっていることがわかり、とてもよかった
- せん妄リスクの高い患者に対してリアリティオリエンテーションを行ったり、脱水や疼痛などせん妄へつながる誘因の排除によって、せん妄発症の期間が短くなったことや、せん妄を予防することができたことがよくわかり、今後の看護に生かしたいと思った
- 重症患者が多く入院するICUでの抑制の実態について知り、また、抑制をしない場合、患者に寄り添う時間が長くなることで、患者の変化への気づきが多くなる利点もあることを学んだ
- 患者の行動を、制止ではなく、行動の意味などをよく理解することで、ニーズの把握→安全確保につなげた過程がよくわかり、今後の参考にしたい

とってくれるのですか」から、「私たちはこう工夫し、実践しました」に変化したきっかけとなる事例を各部署は体験していました。チーム全体で悩み、困難な状況を乗り越えて実践した分岐点となる事例に対して、看護師長が声を合わせたかのように、「あの事例が転機となりました」と言うのです。言い換えれば、よい事例をいかにチームで経験できるか、皆で悩み、カンファレンスで知恵を出し合いながら、ていねいに看護すること、そしてリフレクションし、よかったことを可視化して実践する、大変だったけど患者にとってよかったと皆で振り返ることができるような実践を1事例でも体験することが重要だったと思います。

成人における学びの70％は直接経験から、20％は他者の観察やアドバイスから、10％が研修や本から[2]といわれているように、他部署の実践を参考にしながらも、自部署で自らが経験したことが、大きな学びにつながったと考えています。

8. 各部署での学習会の変化

患者を理解するために全員で知識を修得するという学習から開始しましたが、今、学習方法が変化していることを感じています。患者により近づこうとする体験学習を行う部署が増えてきています。

高齢者や認知機能低下のある患者の排泄前後の転倒が多い内科病棟は、「転倒しやすい状態である」ことを患者自身が理解するための伝え方や、患者が使いやすいベッドの配置や周囲の環境整備などを考えるための体験学習を行いました。高齢者体験スーツを着用してのベッドへの乗り降り、ベッドからトイレへの移動、トイレでの排泄、排泄後の立ち上がり動作など夜間を想定した体験

学習により、膝や肘が曲げにくく、立ったり座ったりしにくいこと、足元が見えにくく靴の位置がわからないこと、杖を落としたら拾えないこと、歩きにくいため近くにあるオーバーテーブルにつかまってしまうことなど、新たな気づきを得ることができました。

また、ICUでは、気管挿管患者の身体的苦痛や、患者が置かれている世界に自ら身を置いて、どのような声かけやまなざし、配慮があれば患者が気持ちよく過ごすことができるかを考える体験学習を行いました。体験からの学びは、挿管患者の恐怖心の実感、想像を超える不安、下から見ると看護師の顔が怖く感じる、患者の視界の狭さ、見えないところでケアされている恐怖などであり、今後のケアの在り方についても語り合うことができました。

コミュニケーションがとりにくい患者が多い耳鼻咽喉科・頭頸部外科の病棟では、読み書きできない患者が喉頭摘出後に便意を催している状況下でのコミュニケーションのとり方等、より具体的な状況での患者体験、看護師体験を行っていました。

このような各部署での学習会からは、「患者のことをもっと理解して看護したい」という看護師の思いが感じ取れ、2017年度の看護部目標である「相手の方のことを理解する技能を高め、双方の意図を理解し合える実践を行う」という看護の深化が進んでいることを実感することができます。

引用文献
1) 本田美和子 日本語版監修：ユマニチュード―優しさを伝えるケア技術―認知症の人を理解するために，IGM Japon，2015．
2) 松尾 睦：職場が生きる 人が育つ「経験学習」入門，ダイアモンド社，2011．

（小川外志江）

column

対話の場と時間を共有することの大切さ

山﨑宏人（金沢大学附属病院 輸血部／臨床倫理コンサルティングチーム）

「これって、倫理？」

　事例相談がもち込まれると、決まって私が発していた言葉です。それでも、断らないことをモットーにしたので、私たちの活動も口コミで少しずつ広まってきました。

　最近では、「どんなふうにアドバイスしようか？」と、私たち自身が倫理的ジレンマを感じるケースも多くなってきました。これは、裏を返せば、病院スタッフの倫理的感受性が高まってきた証拠ではないでしょうか。

　臨床倫理コンサルティングチーム（Clinical Ethics Consulting Team ; CECT）の活動は2015年10月にスタートしました。立ち上げのきっかけは病院機能評価受審という黒船来航でしたが、「臨床現場の悩みを気軽に相談できる仕組みが院内にも必要だ」という医療安全管理担当副院長の熱い思いが、大きな原動力になったと思います。

　「倫理」というと、みんなちょっと身構えてしまいます。照れくささもあるのでしょうか。忙しさを理由に、これまでじっくりと向き合ってこなかった感がありました。ところが、看護師が中心になって身体抑制ゼロへの取り組みを始めたことで、院内にも「臨床倫理」の視点を取り入れる機運が芽生えてきたようです。

身体抑制ゼロの立役者

　身体抑制の回避に対しては、根強い反対意見がありました。患者の尊厳を思えば、身体抑制をしないのがよいに決まっていますが、「何かあったら誰が責任とるんだ」と医師からすごまれると、なかなか反論できません。それでも看護師の皆さんが「医師の指示だから……」と言い訳せずに、チーム全員でとことん知恵を絞り、医師と粘り強く対話を続けたことが、すばらしい成果につながったのだと思います。

　ただ、身体抑制ゼロを達成できた今だからこそ、次の行動がとても大切になってくると思います。

　このすばらしいプロジェクトを成功させたスタッフには、ぜひとも「身体抑制しない」ことをマニュアル化しないでほしいと思います。「当院では身体抑制をしないことになっています」というルールだけが独り歩きしてしまうと、一人ひとりの患者さんに寄り添った真のケアがかえってなおざりになってしまうのではないかと危惧します。逆説的ですが、身体抑制の必要性を強く主張する医師がいたからこそ、患者の状態を真剣に分析し、多くの対策を練り、互いが納得するまで議論を続けたのではないでしょうか。時には強い衝突があったかもしれませんが、「患者さんのために」という思いだけは同じだと気づけたことが、身体抑制しないケアの実現につながったものと思います。

　身体抑制ゼロという結果ではなく、身体抑制ゼロを達成させたプロセスを評価していただきたいと思います。

臨床倫理コンサルテーション（図）

CECTは3層構造になっています。ふだんは、チームリーダーである私と、コアメンバーである専従副看護部長、専従事務員の3名が初期対応をしています。

当初は医師の方針に納得できない看護師からの相談が多くなるだろうと予想していました。奇しくも「身体抑制ゼロへのチャレンジ」が始まったときでしたので、「抑制しなくても私たちはちゃんと看守れるのに、主治医は『誰が責任とるんだ』と言って受け入れてくれない」といった相談がたくさんもち込まれるものと覚悟していました。ところが、開設から2年半の間に33件の相談を受けましたが、そのほとんどが患者対応に悩む医師からのものでした。

「どうすればよいか、それさえ教えてくれればいい」という依頼が多く、「時間は15分しかとれないので」という医師もいましたが、そんなせっかちな相談者も、実際には1時間以上たっぷりと私たちとの対話の時間を共有してくれました。私たちと意見交換をしているうちに、理不尽に感じていた患者の思いも推し量れるようになり、最後は皆さん、和やかな表情で出ていかれます。

たいしたアドバイスはできていないのですが、私たちとの対話の中から相談者自らが解決の糸口をみつけてくださっているようです。

CECTカンファレンス

コアメンバーによる助言が「独りよがり」なものにならないように、事後にはな

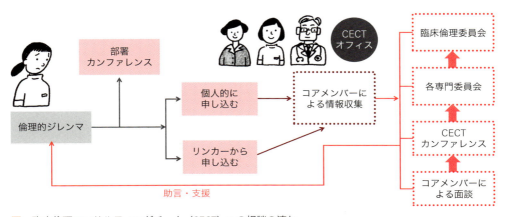

図　臨床倫理コンサルティングチーム（CECT）への相談の流れ

りますが、CECTメンバーが月1回集まるカンファレンスでも必ず再検討しています。最初の頃は皆、押し黙っていましたが、最近はそれぞれの立場からコメントしてくれるようになりました。

　医師である私にとって、看護師、薬剤師、ソーシャルワーカー、事務職のコメントは、(ちょっと悔しいのですが)ハッとさせられることが多く、私の倫理的感受性を磨いてくれているようです。

　最近は、実際の事例相談の場にも声をかけています。やはり、多職種・多人数での検討は議論が深まりますね。

CECTリンカーカンファレンス

　CECTメンバーのカンファレンスとは別に、月1回、全診療科、全病棟、外来部門、中央診療部門から選出されたリンカーが一堂に会する事例検討会も行っています。臨床倫理プロジェクト代表の清水哲郎先生が考案された「臨床倫理検討シート」を用いて、もち回りで事例を提示してもらい、短い時間ですが、6つのグループに分かれて意見交換を行い、発表もしてもらっています。

　最初の頃は、だんまりを決め込んでいたグループディスカッションも、最近はにぎやかになってきました。静かな会場がざわつき始めると、副看護部長とにんまりしています。

　多職種カンファレンスというと、日頃あまり協力的でない医師に、メディカルスタッフの考えや思いを知ってもらう機会ととらえられがちですが、意外にも「医師の思いがわかった」という看護師の感想が多いです。思わぬ効用でした。

　身体抑制ゼロプロジェクトを通じて、私たちは対話のスキルが向上したと思います。このスキルは、これから臨床現場で新たに生じる倫理的ジレンマの解決にも大いに役立ってくれるでしょう。

　CECTは今後もその手助けができるよう、取り組んでいきたいと思っています。

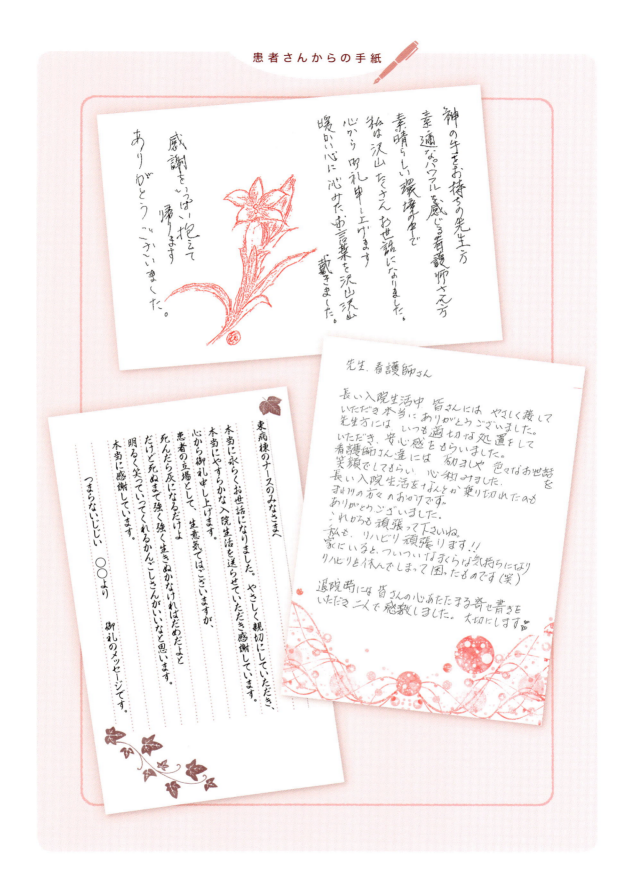

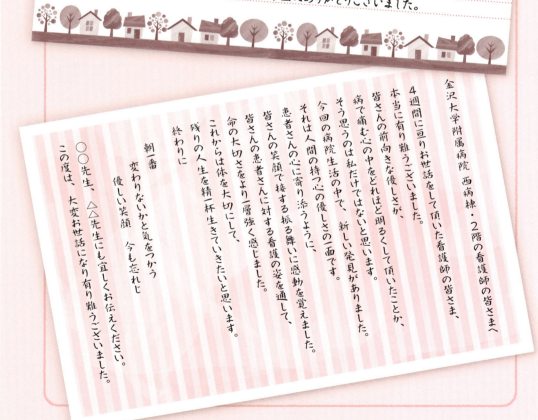

金沢大学医学部附属病院の皆様方へ

2週間ちょっとという短い間でしたが、大変お世話になりました。
皆さんのおかげで、初めての手術を乗りこえることができました。
手術前は、気さくな会話や優しい言葉で和ませてくださったり、
細かいケアをしてくださったおかげで、不安や恐怖などは全くなく手術に臨めました。
手術が終わってからも、たくさん様子を見にきて声をかけてくださったり、
いろいろな話を一緒にしてくださったりして嬉しかったです。
みなさん忙しかったり疲れていたりするときもあるかと思いますが、
いつも笑顔で接してくださってとても助けられました。
また、いつも丁寧に掃除をしてくださったり、シーツを替えてくださったり、
他にも私の見えないところでも、たくさんの職員さんのおかげで
毎日気持ち良くすごすことができました。
私の入院生活は数え切れないほどたくさんの方々に支えられていたのだと実感しています。
ひとりずつにありがとうございましたと頭を下げたいような気持ちでいっぱいです。
これからも、みなさんどうかお身体に気をつけて元気でいてください。
みなさんと出会えたことを幸せに思います。本当にありがとうございました。

金沢大学附属病院 西病棟・2階の看護師の皆さまへ

4週間に亘りお世話をして頂いた看護師の皆さま、
本当に有り難うございました。
皆さんの前向きな優しさが、
病で痛む心の中をどれほど明るくして頂いたことか、
そう思うのは私だけではないと思います。
今回の病院生活の中で、新しい発見がありました。
それは人間の持つ心の優しさの一面です。
患者さんの心に寄り添うように、
皆さんの笑顔で接する振る舞いに感動を覚えました。
皆さんの患者さんに対する看護の姿を通して、
命の大切さをより一層強く感じました。
これからは体を大切にして、
残りの人生を精一杯生きていきたいと思います。

終わりに
　朝一番
　　変わりないかと気をつかう
　　　優しい笑顔　今も忘れじ

○○先生、△△先生にも宜しくお伝えください。
この度は、大変お世話になり有り難うございました。

Part

3

金沢大学附属病院の
チャレンジ

抑制しない臨床の場を目指して

Part 3 〔神経内科、核医学診療科、神経科、麻酔科蘇生科〕

1 制止しない、看守りのケアを行っての学び

はじめに

　東病棟2階は神経内科、核医学診療科、神経科、麻酔科蘇生科と中央管理病床をもつ病棟です。当院に来られる神経内科疾患の患者は、原因のわからない痛みやしびれ、認知機能障害、筋力低下を主症状とし、診断のための精密検査目的で入院される方が多いです。また、脳梗塞や急激な症状悪化による緊急入院も多くあります。人工呼吸器管理の患者が必ずいる状況の中、急性期ケアや診断を待つ不安な思いをもつ患者の心のケア、ALSなど指定難病と診断された患者に「これからどう生きていくか」をいっしょに考える看護を行っています。

　このような状況下、筋萎縮による筋力低下やふらつきがあり認知機能低下を伴う患者全員に目を配ることはできないと考え、説明しても一人で行動してしまうため転倒リスクが高いと判断した患者には、ベッドサイドに離床センサーマットを使用することもありました。それにより、実際に認知機能障害のある患者の無断離棟をみつけることができたケースもありましたが、センサーマットが反応したので訪室すると、すでに転倒してしまっていたこともありました。駆けつけた看護師に患者は申し訳なさそうな顔をしたり、なぜ看護師が来たのかわからないというような不審な表情をしていたこともありました。

　そのような患者の表情が気になっていた状況下、看護部目標である「臨床倫理カンファレンスを実施し、抑制という手段を用いることを激減させる」「尊厳ある方への看護であることを実践で示す」を病棟の目標（表3-1-1）に反映させて看護を行っていく中で、「患者にとってセンサーマットは本当に必要なのか」との意識が強くなっていきました。そして、患者の生活をみつめ、行動の意味を理解し、看守りケアを行うことで、センサーマットを1日で外せた事例を経験しました。この経験から学びを得たことで、当病棟ではその後、センサーマットを使用することはなくなりました。

表 3-1-1　東病棟 2 階 2016 年度 病棟目標

1) 神経難病と診断された患者が、これからの人生を考える機会をつくり、支える

❶意思決定支援における看護師の役割を具体化し実践する
❷患者が退院後の生活を具体化するために、患者に必要な生活行動をプログラムし、かかわる
❸患者、家族の思いを引き出すコミュニケーション能力と接遇を高める

2) 神経難病患者が退院後も安全、安楽な生活を維持する

❶患者および家族の思いの表出の場となり、方向性を統一するために患者参加のカンファレンスを行う
❷退院後の生活で転倒・転落、排泄、入浴について、相談ができているかを患者に直接確認する

事例紹介

　Hさん、男性、60 歳代。パーキンソン症候群。未婚で、一人で中華料理店を営んでいましたが、55 歳で閉店し、その後、生活支援を受けるようになりました。

　施設入所時の会話量は普通で、内容も理解できているようでしたが、徐々に声が小さくなり、発話量も減っていきました。この頃からもの忘れが目立つようになり、右手の震えが出現し、書字もできなくなりました。その後、症状が悪化したため近医に受診すると、認知機能低下、パーキンソニズムと診断されました。失声については、耳鼻科では明らかな要因はないといわれていました。声の出にくさと右手の力の入りにくさの症状の精密検査目的で当院神経内科に入院となりました。

　入院時の症状は、右手振戦、跛行、ふらつき、認知機能障害、失語を認めました。コミュニケーションは不可能ではありませんが、極度の小声で、質問に対しては単語か頷きで答えていました。説明内容は忘れてしまうことが多く、複雑な会話は困難でした。車いすで入院されましたが、入院前に入所していた施設では転倒を繰り返していたとの情報を得ていました。

　入院中に何回か転倒はありましたが、けがはなく、精密検査の結果、指定難病と診断がつき、身体障害者の申請を行って施設に戻りました。

看護の実際

入院時の患者状態の把握と対応

　施設の方から、Hさんは施設でも転倒していたとの情報があり、入院時から看護問題「転倒・転落による事故発生のハイリスク状態」を立案しました。ケア計画は、①棟外へは車いすで移動介助する、②活動状況の把握、③どこかへ行きたいときは看護師にナースコールで知らせるように説明する、という内容でした。

　病室は看護師の目が届きやすいスタッフステーションに近い部屋にしました。しかし、Hさんは入院直後より、一人で売店に行こうとして部屋を出ようと

しているところや、自分で病衣ズボンを替えようとして尻もちをついたところを複数回確認されていました。その後も多飲多尿があり、失禁による病衣汚染で1日に5回ほど更衣を行うなど、落ち着かない様子でした。そこで病室をスタッフステーションにさらに近い部屋にして、頻回に訪室し、Hさんの行動観察を行いました。

　観察していると、立ち上がり時にふらつきがあること、ベッドに座って更衣をしているけれども、座りが浅くてすべってしまい、尻もちをつくことがわかりました。また、10〜20分間隔でナースコールがあり、失語のため意図は確認できませんでしたが、行動観察をしていると、失禁後に病室から出ることが多いことがわかりました。そこで、立ち上がり時に何かにつかまることができれば安定すると考え、ポジショニングバーとL字柵を設置しました。そして、更衣時にポジショニングバーを使用して立位保持するように、具体的な方法をHさんといっしょにやってみて、説明しました。また、排泄がきっかけで活動することから、1時間ごとに訪室し、行動把握、排尿状況の観察とトイレ誘導を行いました。

　日中は清潔ケアや検査もあったので看護師がHさんといっしょにいる時間が多く、行動を把握しやすい状況でした。それでも、ベッドサイドで尻もちをついてしまったり、脱衣のままエレベーターホールに行く姿を見かけて、病室に戻ってもらうことがありました。看護師は、Hさんには転倒だけでなく離棟の可能性もあると考え、夜勤帯は1時間ごとに訪室して、ベッドで休んでいるかを確認し、定期的に排尿の促しを行っていました。

夜勤帯の看護師の判断

　そのような中、消灯後にHさんが上の階の病棟で歩いているところを見かけたと連絡が入りました。看護師が迎えに行ったとき、「どこかに行きたかったのですか」と尋ねましたが、頷きや発語はありませんでした。その後も頻回に病室から出ることを繰り返していました。夜勤看護師は「階段などで転倒すると大きなけがをするかもしれない」「頻回な訪室だけでは行動をキャッチできない。夜間は看護師の人数が少なく、そばについているのは困難であり、患者の安全を確保できない」と考えました。そこで当直医に現状を報告し、どのように対応したらよいかを話し合いました。

　医師は、Hさんの安全を考えるとセンサーマットの使用が望ましいと考え、Hさんに説明し、承諾を得てセンサーマットを使用することになりました。センサーマットはベッドサイドではなく、Hさんが病室から出たことがわかるようにと、病室の出入口に置きました。看護師はその後も1時間ごとに訪室し、患者観察を行っていました。

　朝方に一度センサーマットの反応があり、「何か気になることがありましたか」と声をかけましたが、Hさんは思いを話されませんでした。そのまま看護師がしばらくそばにいて、「起きるにはまだ早いですかね」と話すと、Hさんはベッドに戻り、休まれました。

離床センサーマットは必要かをチームで話し合い、看護の方向性を確認

　朝の申し送りで夜間の状況を聞いたリーダー看護師は、「Hさんにとってセンサーマットは本当に有益なのか、必要だろうか」と疑問に感じ、主治医を交えて患者カンファレンスを行いました。医師は「現在の認知能力では説明理解は困難。また本人のニーズを確認するのは難しい。階段などで転べば大きなけがにつながる可能性がある」と話しました。看護師は「実際には離棟しても早い時期にみつかっており、場所も限られている」「遠くに行こうとするときは両方の靴を履いている。病棟内に行くときは靴を履くことはほとんどない」「部屋での転倒は何回もあり、尻もちはついているが、けがには至っていない」と、今までHさんを観察していた情報と、Hさんの立場になっての考えを話しました。

　話し合う中で、「行動の把握、何がきっかけかを理解すれば対応できるのではないか」「大きなけががなければ、患者の自由を優先してもよいのではないか」「私たち看護師はセンサーマットを使用しなくても患者の安全を保つことができる。患者の自由を大切にしよう」との思いが語られ、看護師の共通の認識としました。

　そして、Hさんがその人らしく生活するためのケア計画を、以下のように考えました。
　①15〜30分ごとに訪室し、行動観察（靴を履こうとしているか、など）する。
　②病室から出ようとしているときは、何か目的があると考え、必ず声かけを行い、本人の言葉を聞く。
　③目的がはっきりしない場合は、気分転換なども兼ねて散歩を促す。
　④行動を観察し、行ったケアは記録に残し、共有する。

具体的なケア場面

1. 看守りを行うことで患者を知ることにつながる

　21時40分、夜勤看護師が病室から出て階段に向かうHさんを発見しました。どこへ行くのか尋ねましたが、看護師のほうを見ることも話す様子もなかったので、Hさんの後を付き添いました。すると、Hさんは階段をスタスタと上がって3階に行き、立ち止まりました。そのときに看護師が「疲れませんか？　部屋に戻りましょうか」と声をかけると、Hさんは頷き、いっしょに病室に戻りました。看護師は「こんな階段も上がれるんだ。知らなかった、すごいな！」と思ったそうです。看護師はHさんの行動を制止するのではなく、目的を確認し、看守るケアを行っていました。その後は夜勤看護師で交替しながらHさんの看守りを続け、Hさんは安全に過ごすことができました。

　次の日にこのケアをスタッフ間で振り返り、「看守りを行うことで、患者のできることが発見できた」「患者にとって階段は看守りがあれば危険ではないと、転倒の危険についての再評価につながった」「患者のできることをみつけることができたことに喜びを感じた」など、看守りを行うことで患者を知ることにつながったことを話し合いました。

2. 看護師の思いや笑顔は患者の笑顔につながる

　Hさんは1時間間隔、多いときは5〜10分間隔でスタッフステーションに来ていました。Hさんの行動を観察すると、「カップを持っている」「着替えた病衣を持っている」「何も言わずに立っている」ことが多くありました。看護師はその行動から、「お茶がほしいのかな」「お茶がこぼれたのかな。尿で汚れたのかな」「退屈なのかな」「さみしいのかな」と考え、「温かいお茶をいれる」「清拭と更衣を行う」「散歩やデイルームでいっしょに過ごす」ケアをそのつど行っていました。Hさんがスタッフステーションに来るのは10分ごと、5分ごとと頻回でしたが、看護師は否定的な発言はせずに笑顔で対応しました。すると、Hさんも穏やかな表情で笑顔で応えていました。

　看護師は、「患者は何を求めているのだろう。どうしたら穏やかに過ごせるだろう」と考えて行動したことは患者に伝わること、看護師が患者を大切に思い、笑顔で接すると、患者も笑顔になることを実感できました。

看護師の変化、患者の変化

　看護師はHさんの行動には意味があると考え、Hさんの行動を看守りました。そしてHさんがなぜこのような行動をとるのかを理解しようと努め、スタッフ間で話し合うことで、センサーマットに頼ることなく、常に看守る姿勢でかかわることができました。看護師は、転倒を恐れるよりも、予防しながら、けががなく自由に活動するHさんのいきいきとした表情を優先しました。

　Hさんは、診察などの際にできないことを繰り返すと易怒的になりましたが、看護師が対応しているときは笑顔でいることが多くなりました。看護師が笑顔で接すると患者も笑顔になり、患者が穏やかに過ごされることで看護師の余裕につながり、さらにていねいな患者ケアとなる、お互いの笑顔による相乗効果と考えます。

　「抑制をしない看護」「尊厳ある方への看護」を実践していく中で、スタッフから「『安全対策＝抑制』ではない。抑制が一番ではない」「この頃、患者に『ダメ』っていう言葉を言っていない気がする」「どうしたら患者に気持ちのよいケアができるか、みんなで相談している」「『絶対に抑制はしません』と言える自信がついた」との言葉が聞かれ、スタッフの意識が変わったことを実感できました。そして、この事例を経験した2016年7月以降、他の患者にも看守りのケアを行うことで、当病棟ではセンサーマットを使用することはありませんでした。

事例からの学び

　以前、当病棟では、看護師は患者の安全を考え、予防的ケアとして患者の行動を制止していました。しかし、患者の生活をみつめ、理解することで、制止するのではなく看守ることで安全を提供することができることを学びました。また、患者を一人の人として大切に思い、かかわると、その思いは患者に伝わ

り、信頼関係を築くことができ、患者は穏やかに過ごすことができることも学びました。

　看守りの看護は一人では達成できません。看護師間だけでなく、医師やリハビリ職、看護補助者も含めた医療チーム全員が患者を思い、力を併せてできることだと思います。その中で看護師の役割は、その人がよりよく生活するためにはどうすればよいかを話し合う機会を設けることだと思います。患者にとって一番身近な存在である看護師だからこそ、今行っている看護が患者のためになっているか、もっとふさわしいケアがあるのではないかとの視点をもつことが大切です。今までの慣習に流されることなく、患者の思いを把握し、患者のためにできることを皆で考えること、そして実践することの大切さを改めて認識できました。

おわりに

　「患者中心の看護」という言葉はよく聞きますが、今回の事例をまとめるにあたり、「私たちは本当に患者中心の看護を行ってきただろうか」と振り返る機会となりました。看護師は、まずは患者を知ること、知ろうとすることから始まり、患者一人ひとりを大切に思う気持ちをもってほしいと思います。そして、医療チームスタッフ全員が患者といっしょに、その人にふさわしい生活について話し合うことができる体制が必要です。よい事例をチームで振り返り、次の看護につなげることを繰り返し、真に「患者中心の看護」が行えているといえるようになりたいと思います。

（竹中康子、小川外志江）

Part 3 脳神経外科、歯科口腔外科

2 寄り添うということの真の意味

はじめに

　西病棟2階は脳神経外科36床、歯科口腔外科7床、共通病床2床の外科混合病棟です。脳神経外科は主に脳腫瘍と血管系疾患患者を対象とし、歯科口腔外科は主に口腔内の悪性腫瘍や下顎変形症患者を対象としています。

　脳神経外科の患者は特に言語的コミュニケーションが円滑ではなく、意思が把握しにくい方が多く、また意識障害もあるので、以前は身体抑制を6～7件／月ほど実施していました。看護部長の方針のもと、抑制に頼らない看護へのチャレンジを始めてちょうど3年目を迎えました。最初は患者の安全が保たれなかったらどうしようかという不安と、担当する患者への看護の責任の大きさを思うと緊張でいっぱいでしたが、様々な患者の看護を経験し、今では「ミトンはどのようなものなのか知らない」というスタッフも存在するようになってきました。

　ここでは、コミュニケーションが円滑にとれない患者のそばに寄り添うことで、「寄り添うということの真の意味」について考えることができた事例を紹介します。

事例紹介

　Eさん、男性、80歳代。脳出血、高血圧。現在は無職ですが、以前は機器設計の会社に勤めていました。趣味は畑仕事。70歳代の妻と二人暮らしで、娘が近所に在住しています。息子は最近退職し、地元に帰ってきていました。

　11月X日、Eさんは自宅で左麻痺にて転倒し、近医に搬送され、脳出血と診断されました。しかし3時間後のCT検査で出血の増大を認めたため、通院歴のあった当院に救急搬送されました。緊急開頭血腫除去術を受けた後、全身管理のためICUに入室しました。2日後、予定どおり経口挿管チューブを抜管し、吸痰用の細いチューブ（輪状甲状膜切開セット［ミニトラックⅡ®］）を挿入しました。しかし血痰が持続し、このチューブが閉塞しかけたため、4日後に気管切開を施行し、人工呼吸器を再度装着しましたが、離脱することができ、

10L・50％の加湿加温の酸素投与（Tピース）へと変更しました。この頃、経鼻胃管にて経管栄養も開始しました。しかし、7日後に再び呼吸状態が悪化し、人工呼吸器を再装着することとなりました。10日後の早朝に気管カニューレを自己抜去したため、その後5時間ミトン装着となりました。

同日11時、一般病棟である脳神経外科病棟へ転棟となりました。このときは中心静脈（CV）カテーテルおよび膀胱留置カテーテル、気管カニューレが挿入されていました。

看護の実際

病棟内でのアセスメントと実際のケア

1. 転棟当日──どんな患者なのか、よく知りたい

Eさんは早朝の気管カニューレ抜去後より、転棟してからもずっと覚醒したままで休息がとれていませんでした。その上、言語によるコミュニケーションが円滑にとれない状態が1週間以上続いていました。気管切開部を触らないようにするなどの注意事項を守ることが難しく、ライントラブル発生予防のためにケアが必要でした。

Eさんにはカニューレ自己抜去の既往がありました。自己抜去の理由は複数あることが想定され、それらに対してすぐにケアが必要だと考えました。まず、何かが起こった場合に速やかな対応ができるように、ベッドサイドでの看守りケアを開始しました。同時に、ライントラブルの誘因となる行動の原因を観察により検討しました。

具体的には、気管切開部周囲や挿入されているライン付近に手をもっていく原因をカンファレンスで検討しました。気管切開部周囲に手をもっていく原因としては掻痒感が考えられました。多量の痰の付着や気管切開後のガーゼ固定の絆創膏が掻痒感の誘因となっているのではないかと考え、気管切開部周囲の清潔を保つために30分ごとの吸痰と1～2時間ごとのガーゼ交換、3回/日の軟膏塗布を行いました。また、気管切開後の創部保護ガーゼ（Yガーゼ）を固定する絆創膏を除去できないかと考え、気管切開後1週間が経過していることから、医師と相談しガーゼ保護不要とすることで、絆創膏を除去することができました。

次に、CVカテーテルや膀胱留置カテーテル近くに突発的に手を動かす原因を検討しました。腹部の掻き傷痕や、Eさんがよく訴えていた全身のかゆみが原因ではないかと考えられました。この掻痒感の誘因としては、緊急入院後1週間以上入浴できていないこと、紙おむつを着用していることなどから、皮膚の清潔と生理的な皮膚の湿潤が保たれにくくなっていることがあげられました。

さらに、経管栄養中に発生する下痢のため、肛門部の発赤も掻痒感の誘因となっていました。皮膚の乾燥を緩和するために、医師と検討し、腹部と下肢に軟膏とローションを2回/日塗布しました。肛門部の発赤に対しては、亜鉛華単軟膏塗布のほか、下痢については医師と検討し、整腸剤を用いることとしました。

またEさんは、空中や右大腿部に右手で字を書くしぐさを頻回にされるため、何か訴えたいことがあるのではないかと考え、看護師がホワイトボードを準備し、訴えを書いてもらいました。Eさんは、「オキアガリタイ」「スワリタイ」「フロニ入リタイ」「テレビ」「(ラジオ)ケシテ」とボードに書いたり、あるいはジェスチャーで右大腿・右頸部(気管切開固定ベルト部周囲)がかゆいことを示しました。

　看護師はEさんの訴えを受けて、ていねいにケアを行いました。自分で布団をたぐり寄せ、「ネムイ」と示すしぐさに対しては、少し背もたれを倒して、気管切開部が寝具で覆われないように注意して、Eさんの好きな体勢で休んでいただきました。このような看護師のケアに対して、Eさんは満足されると右手でOKサインをつくり、時には笑顔を見せることもありました。

　Eさんは看護師の説明をいったんは理解するものの、しばらくすると同様の訴えを繰り返すことが多くあり、看護師はそのつどケアを行いました。このようなケアを続けていくうちに、「車イスハ二人デ」「風呂」などホワイトボードに書かれる欲求が徐々に細やかに変化していき、回復に向かう様子がわかりました。また看護師も、Eさんのしぐさからニードを予測することができるように変化してきました。『暑いのか、布団から足を出していたので、アイスノンの準備を提案するとOKサインをし、実際にお渡しすると頭や頰、腹部などを自分で冷やしたりした』という看護記録がありました。一方、『麻痺側である左手をつかみ、苛立ったように叩くこともあった』という記載もあり、看護師はEさんのもどかしさも理解できるようになりました。

2. 転棟初日の夜──患者の意外な一面を知り、コミュニケーションが深くなる感覚

　このようなベッドサイドでの看守りケアを、看護師が交替で継続して実施しました。家族の面会の際に、Eさんの好きなテレビ番組や入院前の生活習慣(風呂好き)、家族から見たEさんについての情報を得ることができました。好きなDVDの準備や、必要物品についての看護師の提案に、家族も積極的に協力してくださいました。

　看護スタッフは早速、就寝前のケアとして足浴を計画立案し、実施しました。ベッド上で足浴を実施したところ、Eさんは「足湯ハ家内ニモタノム(奥さんにもしてあげてほしい)」とホワイトボードに書かれました。つじつまが合わない会話の中でも、同じ訴えを繰り返す中でも、Eさんの奥様に対する温かさを感じることができました。その後、足や腰部を掻くしぐさに対して、看護師が「軟膏を塗りましょうか」と尋ねると頷かれたため塗布介助をしたり、Eさんの入眠状況を確認しながら、起こしてしまうことのないようにそっと寝具やルートの位置調整を行い、ライントラブル防止のケアを実施しました。

　夜間、ベッドサイドで看守りケアを実践していると、Eさんが空中に字を書き始めました。ホワイトボードを差し出したところ、「便」と書かれたので、看護師はおむつ内を確認し、軟便があったためおむつ交換をしました。また、「痰を取って」というジェスチャーがあったので吸痰すると、チューブ2本分の白色粘稠痰が引けました。このようにEさんとのコミュニケーションがどんどん充実してきたことを看護師は実感できました。

Eさんが再び文字を書く動作をしたのでホワイトボードを差し出すと、「マゴ」と記載したので、「お孫さんが近くにいるのですか」と尋ねると、頷かれました。ここは病院で、夜なのでお孫さんはいないと説明しましたが、納得していない様子が見られたため、「何か伝えたいことがあるのですか」と尋ねると、頷かれました。「明日ご家族が来たら、伝えましょう」と言うと、OKサインを出し、納得されました。

　深夜3時、ベッド柵を叩いていたので看護師がベッドに近づくと、看護師の手に「カミ、ペン」と指で書き、ホワイトボードを渡すと字を書かれたのですが、看護師は読むことができませんでした。ゆっくり書いてほしいとお伝えし、書く位置を1字ずつ調節しながら介助すると、「風呂に入りたい」「仏壇にお参りしたい。母の」「死ぬまでにしたい」「ムスコに会いたい」と書かれました。

　Eさんの訴えに対して看護師が対応すると、寝返りをうったり、酸素飽和度モニタを外すことはありましたが、それ以上のラインを触るようなしぐさは見られませんでした。しかしその後、Eさんは布団をすべてめくり、右足を掻き始めました。「暑いですか」と問いましたが、首を振って否定されました。早朝、排便後のおむつ交換の際に、ベッド柵を叩いたり布団を蹴るなど落ち着きのない様子があったため、看護師が「眠れないのですか」と尋ねると、頷かれました。不穏な様子はないのですが、入眠される様子はなく、寝返りをうつなど体動が激しくなりました。

　朝の経管栄養を開始した頃、Eさんは「右膝が痛い」と訴えました。「手持ちのシップを貼りましょうか」と尋ねると頷かれたため、右膝にシップを貼付しました。その後、空中に文字を書く動作をしたのでホワイトボードを差し出すと、「タクシーで家に帰りたい」と書かれました。「現在は治療中で、リハビリも必要なため家には帰れません。ご家族が病院に来たときに頼みましょう」と伝えると、OKサインを出しました。

　看護師が診療上の行動制限や見当識について説明すると、Eさんは右手でOKサインをつくり、理解されるのですが、しばらくして同様の訴えを繰り返すことが多くありました。Eさんのように、転棟初日の患者は夜間にほとんど睡眠がとれないことが多く、今後は昼夜のリズムを調えていくことが認知機能の回復につながるのではないかと考えました。

3. 1日目――さらに患者に近づく

　Eさんは日中は車いすに座っておられたため、心地よく座位が維持できるよう、看護スタッフが作成したクッションを調整したり、何度も座位時の姿勢を整えて、覚醒を促す環境を調整しました。Eさんは麻痺のない右手で車いすのブレーキや車輪を握り、自走するしぐさを見せていました。看護師の説明に首を横に振ったり、頷いたりして答えていました。それ以外にも、Eさんは自分の要望をジェスチャーで表現していました。看護師は肯定・否定で答えられるような質問をして、コミュニケーションをとっていました。

　この日のカンファレンスで、全身のかゆみの原因として体圧分散マットレスによる蒸れが考えられるという発言がありました。座位時間の延長が可能とな

り、ベッドで過ごす時間が減少したことを考慮して、マットレスによる蒸し暑さからの不快を減少できるように、また座位が保持しやすいように、この日、体圧分散マットレスを二層式マットレス（エアマット）から上敷きマットレス（ソフトナース®）に変更し、より離床が可能な環境へと整えました。

さらに、Ｅさんが毎日入浴していたという家族の情報から、医師と相談してリフトバスによる入浴ケアを計画しました。看護師といっしょに車いす散歩も実施しました。この日のカンファレンスで、夜間のベッドサイドでの看守りケアを継続したほうがよいことが示唆され、看護師長は管理室に3日間の深夜勤務人員の1名増加を相談し、実施しました。

この夜、看護師はベッドサイドケア実施時に、Ｅさんがベッド左側にあるテレビの音に反応して音のするほうをキョロキョロ探したり、ホワイトボードの文字が右上に傾いていることに気がつきました。このような状況から、脳出血後に時折見られる左半側空間無視[*1]の可能性がうかがえました。そこでＥさんが見やすいように、病室内の家具などの配置を右側に寄せたり、ベッド周囲の物品の位置を調整しました。

また、Ｅさんは座位時に痛そうなしぐさをしていたので、下痢の際のおむつ交換と陰部洗浄の際に確認したところ、痔の突出を発見しました。

4.2日目──患者の生活をさらに整える環境の提供

1日目と同様、看護師による日中のかかわり、処置やケア、車いす散歩を継続しました。Ｅさんは入院して以来下痢が続いており、臀部を右足を使って浮かせようとするしぐさと、肛門部の発赤の持続から、大きな苦痛となっていることがわかりました。そこで経管栄養の内容を変更して下痢を緩和させることができないか医師と検討し、リーナレン®からMA-8®[*2]へ変更になりました。

5.3～4日目──患者の繊細さと強さを知る

転棟後3～4日が経つと、Ｅさんは右足マッサージを好まれるようになり、看護師・家族共にベッドサイドにいる間はマッサージを行うことが多くなりました。

しかし、看守りケアを継続するうちに、看護師が傍らにいることでＥさんが少し緊張されるようなことが見受けられるようになりました。ベッドサイドでの看守りケアを24時間実施することは、Ｅさんの落ち着かなさを助長させているのではないかと考えました。またナースコールでも看護師とコミュニケーションがとれるようになり、この日よりベッドサイド看守りケアは終了とし、30分ごと訪室でのケアへと変更しました。

同時に、23時過ぎの入眠と5時頃の起床、13～15時の午睡、19時の夕食、20時頃の入浴という自宅での生活リズムを考慮し、入眠ケアの足浴は20時頃に実施しました。また、昼のカンファレンス頃に就寝していることは昼夜逆転ではなく、本人の習慣ととらえることとしました。

左上下肢の麻痺はありましたが、右の上下肢の筋力は強く、肛門部の痛みのためか経管栄養投与中は体動が激しく、ベッドからずり落ちて経管チューブが突っ張ってしまうことが多くなりました。Ｅさんはこの頃になると経管栄養投

*1 大脳半球の障害により、障害された大脳半球の対側からの刺激が認識できなくなる病態。右半球障害による左半側空間無視が一般的である。

*2 MA-8®は消化吸収性のよいデキストリンを主要原料とし、ビタミン、微量元素（亜鉛・銅）、EPA、DHA含量に配慮した半消化態栄養剤。浸透圧は260mOsm/Lと低めで、より体液に近い浸透圧となっているため、浸透圧性下痢に効果がある。

与中に腹部症状が出現することはなくなっていたので、看護師が30分ごとに観察ケアを行い、同じタイミングで30分ごとに50mLずつ注入（ボーラス投与）が可能と考え、医師に相談し、注入方法を持続投与から変更しました。

6. 転院

24時間ベッドサイド看守りケアの実施は3日間で、その後は30分ごと訪室でのケアによって、Eさんは入院前の生活リズムに近い生活が送れるようになり、当院に緊急入院後、約1か月で転院となりました。

事例からの学び

今回の事例から"患者に寄り添うこと、そしてとことん患者の訴えに耳を傾けること"が重要だと改めて学びました。"とことん耳を傾ける"ということは「患者を知りたい」という気持ちがないと実現できなかったと思います。

チャレンジを始めた頃、「ずっと傍らにいてケアをする」ことは、スタッフにとって最初は困難に感じたかもしれません。しかし、患者を誰よりも一番間近で一番長く看ていたからこそ、患者の思いに気がつき、寄り添うことの価値の重要性を理解することができたのだと思いました。

おわりに

目の前の患者が実際に感じていたということに注目し、繰り返される患者の訴えに看護師が耳を傾けることがどれほど重要かについて、ベッドサイド看守りケアの記録によって改めて気づかされました。看護は実践した者だけに喜びを伝えてくれる科学だと再認識しました。

（角鹿睦子、小川外志江）

Part 3 〔小児科、無菌治療部〕

3 ミトン装着患者の尊厳を考える
栄養チューブが抜けないためのミトン解除の経緯

はじめに

　東病棟3階は小児科25床と無菌治療部4床の計29床の病床数です。対象疾患は小児科領域全般に及び、0歳～成人までの幅広い年齢層の患者が入院しています。看護職員は看護師長を含め33名、看護補助者2名、保育士2名であり、受け持ち制をとりながらチームナーシングを行っています。勤務体制は2交代制をとり、夜勤看護師3名、長日勤看護師3名、遅出2名、早出1名、日勤看護師は10～12名です。

　当病棟における身体抑制の課題は、点滴や栄養チューブの自己抜去予防のためのミトン使用でした。固定方法やチューブを衣服の下に通すなどの工夫に加え、患児の好きなぬいぐるみやおもちゃなどを傍らに置き、チューブ類に関心が向かないようにするなど、多職種でカンファレンスを行いながら患者個々に応じた方法を日々検討しています。

　今回紹介するのは、繰り返す誤嚥性肺炎のため経口摂取から経鼻胃管栄養となり、胃瘻造設のために当院へ入院となった患者の事例です。意思疎通ができず、周期性不穏と昼夜逆転があります。経鼻胃管栄養チューブを何度か自己抜去したことがあり、両手にミトンを24時間装着していました。家族は患者の安全のためにミトンの使用を望んでいましたが、短期間のかかわりの中で、看護師が代替案を検討し、チーム力を駆使して「抑制しない看護」を実現できました。抑制しないことで患者の表情は変化し、看護師それぞれが、患者の尊厳と「抑制しない看護」のすばらしさを真に実感することができました。

事例紹介

　Kさん、男性、20歳代。小児脳性麻痺、てんかん。生後まもなくより、小児脳性麻痺のため自宅にて療養生活を送っていました。10年前より筋緊張が強く、経口での食事が困難となり、胃瘻を造設して自宅療養をしていました。
　9年前、ショートステイ利用中に胃瘻を自己抜去してしまい、再造設が検討されましたが、経口での食事摂取がある程度できていたため、食事形態や介助

方法を工夫し、経過観察となりました。8年前より家族の介護力の問題から療養施設に入ることとなりましたが、誤嚥性肺炎を繰り返し、徐々に経口摂取が困難となりました。そのため、5か月前より経鼻胃管栄養チューブを挿入して経腸栄養を開始し、今後の療養を考えて胃瘻造設の方針となりました。

20XX年Y月、胃瘻造設前の精密検査目的のため、当院へ4日間入院(初回入院)されました。Y月+1か月、胃瘻造設目的のため再入院(2回目の入院)となりました。

入院時の状況は、「あー」などの発声はありますが、ジェスチャーや発語による思いの表出はなく、意思疎通は家族でも難しい状態でした。両上肢を顔のあたりまでもっていくことはできますが、関節拘縮もあり、自分での寝返り・起き上がりはできませんでした。排泄はおむつを使用しており、更衣、口腔ケアや入浴など日常生活全般においてすべて介助が必要でした。また、周期性不穏や昼夜逆転による生活リズムの乱れ、筋緊張による流涎、喘鳴、著明な発汗などの身体的苦痛がありました。

看護の実際

初回入院時

入院当日、Kさんは新調した母親手製のミトンを両上肢に装着し、リクライニング車いすで入院となりました。看護師の声かけにKさんは筋緊張となり、苦痛のためこわばった表情をしていました。母親はミトン装着をKさんの安全のために必要な行為と理解しており、ミトンを使用しないことに不安を強く表出していました。まずは母親に対する説明が必要と判断し、受け持ち看護師から母親に、私たちは患者の尊厳を大切にした看護を行いたいこと、慣れない環境でとまどうKさんの気持ちを考えると、ミトンを使用する前に看護としてできることに取り組みたいこと、を話しました。そのための代替案として療養施設で行っていたケアを継続し生活のリズムを整えること、経鼻胃管栄養チューブ自己抜去予防のための対策、Kさんの苦痛を軽減しながら、気持ちいいと思ってもらえるケアを積極的に取り入れたいことを説明し、母親にミトンを外すことについて理解していただきました。また、入院当日の看護カンファレンスにて看護師間で情報を共有し、ミトンを外すための方策を検討しました。

1. 経鼻胃管栄養チューブ自己抜去予防のために

栄養剤注入中は特にチューブの自己抜去による誤嚥のリスクが高いため、リクライニング車いすにより座位を保持しました。療養施設で行っていたように、後頭部にタオルを挟み、クッションを抱きかかえるようにして、唾液が気管に流れ込まないように少し前屈気味のポジショニングを行い、注意深く注入を開始しました。夜間入眠中はベッドをヘッドアップし、10分ごとに訪室して経鼻胃管栄養チューブの外れや抜けがないか確認し、発汗などで固定が剥がれそうな際は貼り替えました。経鼻胃管栄養チューブの固定は、鼻尖ではなく鼻翼から頬に添わせるようにチューブ全体を固定するなど、固定方法もKさんに

不快や痛みがない方法となるように検討を行いました。

2. 生活リズムを整え、患者の快の刺激になることを積極的に取り入れる

　日中はスクイージングやタッピングなど排痰ケアを十分行い、歯ブラシを使用しての口腔ケアを実施しました。発汗後はすぐ清拭し、新しい衣服に着替え、経鼻胃管栄養チューブの固定を貼り替えた後、安楽な体位に整え、Kさんに気持ちいいと思ってもらえるケアを積極的に取り入れました。

　入眠を促すために、夕方のリクライニング車いすでの散歩や、入院翌日にはリフトバスでの入浴を行いました。施設での入眠表を継続しながら睡眠状況を観察しましたが、入眠する様子は見られなかったため、23時頃を目安に不眠時使用の指示が出ていた内服薬を経鼻胃管から注入しました。しかしKさんは、「あー」などと発声したり、頭を掻いたりしながら、夜間はほとんど覚醒している状況でした。

3. 患者の傍らにいる時間をつくる

　Kさんのケアや栄養剤注入中の看守りのため、看護師がベッドサイドにいる時間は自然に増えていきました。吸痰後に「あー」と声を出すKさんに、「つらかったね。ごめんね」と言いながら、身体に触れて緊張している上肢をさすり、労いながら声かけを行いました。

4. 初回入院時の家族の変化

　入院当初、母親はミトンを装着しないことに不安があり、Kさんの手が動くたびに手を握るなどして対応する様子がありましたが、4日間を自己抜去のエピソードなく過ごせたことから、「ぜひ施設にも（方法を）教えてほしい」と話すようになりました。施設側に口頭とサマリーにて入院中の様子を申し送り、Kさんはミトンを外して施設へ戻りました。

　退院後、改めて主治医と病棟看護師・外来看護師とでKさんの入院経過を振り返り、外来での採血や点滴留置時のKさんの上肢の動き、体動など痛みに対する反応等を意見交換して、身体抑制をせずに胃瘻造設する方法を検討しました。主治医は抑制しない看護に対して「がんばっているね」といつも協力的ではありましたが、「合併症のリスク等を考えると、今回だけはミトンをつけたほうがいいのではないか。絶対抜かないという保証はないよ」と繰り返し話しました。ミトンを装着していても同様に絶対抜かないという保証はないこと、患者の苦痛や不快を減らすためにもミトンを使用したくないことを、再度主治医へ説明しました。

　主治医は最終的には、持続点滴はできるだけ患者の動きを妨げず、抜けにくい部位に挿入すること、持続点滴の期間は最小限にすることなど、医師としての対応をあげ、「ミトンの装着が必要かどうか、術後に改めていっしょに評価しよう」と言いました。

2回目の入院、および胃瘻造設に向けて

　Kさんの再入院時は、再び両上肢にミトンを装着した状態でした。今回の入院では胃瘻造設術を予定しており、チューブの自己抜去は腹膜炎など重大な合併症につながる可能性を考慮して、自己抜去しないための方策について、臨床倫理担当副看護部長を交えたカンファレンスにて徹底的に検討しました。

1. 看護の方向性

　前回入院時のケアを継続しながら、胃瘻造設後のチューブの自己抜去をどうすれば防ぐことができるかということを中心にカンファレンスは進められました。様々な意見があげられる中で、臨床倫理担当副看護部長より、「意思疎通ができず、自分の思いを表出できない患者さんにとって、今回の胃瘻造設はどのような経験なのか、患者さんの立場になって考えてみましょう」との意見がありました。

　この発問をきっかけに、意思疎通ができない患者の苦痛をどのように緩和するかということを中心に話し合いが行われ、表情や筋緊張、発汗などの患者の苦痛を表すサインを早期にキャッチして積極的に鎮痛薬投与を行っていくこと、手が胃瘻チューブに触れてもすぐに抜けないように、腹帯や長めのTシャツを使用すること、ふだんと違う着衣に慣れてもらうために、術前から腹帯や長めのTシャツを使用し、反応を観察すること、などがあげられました。

　また、前回入院中は栄養剤注入中を中心に看護師がKさんに付き添う時間を確保しましたが、今回は24時間を通してKさんに十分かかわれるように、日勤、夜勤でどのように業務分担を行うかなどの業務調整についても詳細に検討を行いました。

2. 胃瘻造設後の経過

　胃瘻造設は全身麻酔下で手術室にて処置が行われることとなりました。Kさんは再入院時当日より筋緊張が強く、38℃の発熱が見られましたが、採血の結果CRPの上昇はなく、過緊張に伴う発熱と考え、予定どおり胃瘻造設術が行われました。持続点滴は利き腕である右橈骨側手背静脈に留置し、点滴ルートを病衣の下に通して手に触れないようにしました。

　Kさんはふだんと異なる場所へ行くと声をあげたりするため、麻酔導入まで母親に付き添っていただきました。帰室後は麻酔の影響のため眠っており、移動や腹部の診察時に目覚めて緊張が強くなる様子が見られましたが、しばらくすると入眠する状態でした。

　21時頃よりうなり声が多く聞かれたため、解熱鎮痛薬の点滴を行ったところ、翌日には発熱や苦痛表情もなく、ふだんと変わらない様子でした。腹部に手がいく動作もなく、胃瘻造設部は腹帯と長めのTシャツでしっかり保護されていました。Kさんには看護師や家族が常に付き添い、そばを離れる際には腹帯を巻き直し、ズボンの中に長めのTシャツをしっかり入れる方法を継続し、観察しました。

　胃瘻造設3日目より胃瘻からの栄養剤注入を開始し、経鼻胃管栄養チュー

ブは抜去となりました。経鼻胃管栄養チューブ抜去後は眠剤を追加しなくても夜間眠れるようになりました。午前中いっぱい入眠している日もあり、昼夜逆転と夜間不眠にあれほど苦労したことが嘘のように変化しました。Kさんの表情は柔らかく、病棟内散歩中に看護師がナースステーションから手を振ると、筋緊張のある上肢で振り返ろうとする様子がありました。また、日中の筋緊張も初回入院時に比べると少なく、穏やかな印象を受けました。

　胃瘻からの胃造影検査でも問題なく、入院期間は予定どおり10日で終了し、元の療養施設へ転院となりました。外来受診時に家族からKさんの様子をうかがうと、転院後はミトンを装着せず、腹帯のみで過ごしているということでした。

事例からの学び

　初回・2回目の入院期間を通して、Kさんの表情の変化を目の当たりにすることで、経鼻胃管栄養チューブがKさんにとっていかにつらいものであったのか考えさせられました。そのつらさを伝えることのできないKさんに、ミトンのように手指の動きを不自由にする抑制を行うことにより、Kさんの苦痛をさらに増し、筋緊張や夜間不眠を悪化させていたと考えられ、身体抑制の弊害を実感することができました。これまで筋緊張のため苦痛表情が多かったKさんに笑顔が増え、「こんなにいい顔していたんやね。ほら、この顔見てやって。鼻の管がなかったら精一杯笑えるんやねー」とうれしそうに母親が話し、そのようなKさんと家族の姿を見て、看護師として「抑制しない看護」のすばらしさを感じることができました。

おわりに

　今回、患者が施設からミトン装着で入院し、家族もミトンが患者の安全を守る手段と理解している状況下で、「抑制しない看護」の目的を説明し、代替案を提示して家族の理解を得た事例を経験したことで、患者の尊厳を擁護する看護師としての役割を強く自覚しました。また、今起きている現象は患者にとってどのような経験なのか、患者の目線で考える大切さに改めて思い至りました。患者の苦痛や不快に思っていることをできるだけ少なくし、気持ちいいと思える時間を増やすこと、生活習慣や他者との関係性など患者がこれまで大切にしてきたことを変化させずに、チーム一丸となり継続させることで、抑制しない看護を実現できたのだと考ます。

　今後も、患者や家族がこれまでどのように生活してきたのか、今後どうしていきたいのか、といった患者の思いを大切に、一人ひとりの尊厳を大切にした看護実践を目指していきたいと思います。

（山本真里子、大田黒一美）

患者さんからの手紙

東2階 看護師長、スタッフの皆様へ

このたび急に動けなくなり、大学病院へ転院した時は寝たきり、全介助で、毎日検査づくめで不安な毎日でした。検査出しのたびにストレッチャーで運んでいただき、そして入院の翌日には洗髪していただいたことがとてもうれしかったです。
しばらく入浴もダメとのことで、毎日清拭、そして排泄の処置などいろいろおせわになりました。
尿カテを抜去した時も自尿が出るかとても不安でしたが、割とスムーズに出ることができて一安心でした(セルフカテも考えていました。自分でできるだろうか…と)。
治療では、パルス療法、吸着療法、免疫グロブリンなどのおかげでここまで回復することができました。
車イスへの移動も、リハビリの先生の指導にてスムーズにでき、一人で動けることの大切さを実感しています。
あと浴室での入浴ができたことが、とても感激しました。
そして毎日入浴させていただいたことに感激しました。同じ職種ということでやりにくかった点も多かったと思いますが、いつも温かい声をかけていただき、とても感謝しております。
これからの皆様の御活躍と御多幸をお祈りし、お礼の言葉とさせていただきます。
本当にありがとうございました。

お礼の言葉

今回三度にわたり、入院させて頂き
ありがとうございました。
暑い時でしたので(寒い時もありましたが)
大変 得をしたように感じました。
先生方や部長さん(〇〇〇〇〇)始め看護婦さんのお陰です。これからは家に帰ってもあせらずゆっくりとからだをならしてから動きます 皆様方もからだを大切にして下さい。ありがとうございました。

〇〇〇〇です

ぼくはげんきです
たくさんありがとうございます
おしごとがんばってください
みんなやさしかったでした
きゅうしょくはスープが
いちばんおいしかったです
おすすめはじゃがいもスープです
さようなら

Part 3 泌尿器科、脊椎・脊髄外科、整形外科

4 認知機能が低下した患者の苦痛緩和と思いに寄り添うことの大切さ

はじめに

　西病棟3階は泌尿器科と脊椎・脊髄外科、整形外科の混合病棟で、約半数が手術目的の入院です。病床数は49床で、内訳は38床が泌尿器科、9床が脊椎・脊髄外科、整形外科、残り2床が中央管理病床となっています。患者全体の約4割は70歳以上で、約6割を男性が占めています。高齢で手術目的の入院が多いため、入院時には全患者に対して「生活のリズムを整えるケア」としてせん妄の知識のオリエンテーションを実施し、特に高齢患者や認知機能低下が見られる患者には、家族にも同様の説明を行い、せん妄予防に取り組んでいます。

　ここでは、認知機能が低下した患者が膀胱留置カテーテルを挿入した状態で緊急入院となった事例を紹介します。看護スタッフは入院時からこの患者はせん妄発症リスクが高いとアセスメントし、膀胱留置カテーテル挿入による苦痛の緩和がせん妄発症予防の一つと考え、ケアを行いました。この患者は「退院したい」という訴えが多く、行動観察の必要性が高まりました。以前であれば、離床センサーマット使用などによる患者の行動把握をケアとして考えていたと思われます。しかし今回は、どうすればこの患者が穏やかに安心して入院生活を送ることができるか、患者の行動が何を意味するのかを看護師間でカンファレンスなどで情報共有し、スタッフ全員でかかわることができました。

事例紹介

　Rさん、男性、80歳代。前立腺がん、左精嚢および大動脈周囲と左腸骨リンパ節転移。胸腹部大動脈瘤（人工血管置換術）および大動脈弁閉鎖不全症の術後。
　79歳時に前医で前立腺生検が施行され、前立腺がんと診断されてホルモン療法が開始されていました。当院の泌尿器科外来に通院中に前立腺がんの腫瘍マーカーであるPSA値の微増があり、膀胱鏡検査を行ったところ尿道に腫瘍病変を認め、検査目的で入院予定となっていました。しかし、膀胱鏡検査の翌

日より、排尿のしにくさと食欲不振があり、検査2日後に下腹部の膨満感が出現したため、当院救急部を受診したところ、膀胱タンポナーデと診断され、膀胱留置カテーテルが挿入されて緊急入院となりました。

　Rさんは妻と二人暮らしで、長男夫婦は同じ市内に別居しています。キーパーソンは県外在住の次男で、Rさんの病院の受診日に合わせて帰省し、診察に付き添っていました。

　Rさんは、日付はわからなくても曜日はわかるという程度の認知機能の低下や、同じ話を繰り返すなどの短期記憶障害はありますが、ADLは自立しています。介護保険の区分は要介護1で、訪問看護を週1回、デイサービスを週2回利用しています。

　前医で入院した際には、術後に大声を出す、点滴の針を抜くなどの行動があり、せん妄を発症したことがあります。このときにいったん施設に入所しましたが、現在は自宅で生活しています。当院に入院時は穏やかに話をされており、せん妄の様子は見られませんでした。

看護の実際

入院時からのケア

　Rさんは膀胱鏡検査後の膀胱タンポナーデの状態で緊急入院となりました。膀胱タンポナーデは血尿による凝血塊などにより膀胱が閉塞し、尿の貯留により腹部膨満感などの苦痛を伴います。通常であれば膀胱が閉塞しないように灌流の指示が出されますが、Rさんには認知機能の低下が見られ、またせん妄の既往もあることから、ルートを増やさないほうがよいとチームで相談し、灌流はせずに血尿の観察を行うことにしました。Rさんは大動脈弁閉鎖不全症および胸腹部大動脈瘤術後のため抗凝固薬を内服しており、血尿が出やすい状況であると思われました。

　入院時には膀胱留置カテーテルを触る様子はありませんでしたが、入院していることを認識できていないようでした。看護師は廊下のいすに座っていたり、廊下に立っているRさんの前を通るときには名前を呼び、「こんにちは」「何をされているんですか？」と穏やかな口調で声かけして、Rさんに関心をもっていることを示し、Rさんが安心して穏やかに過ごすことができるようにかかわりました。Rさんは徐々に病院にいることを理解できたようで、看護師に対して「ありがとう」「ご苦労さん」など労いの言葉をかけてくださるようになりました。

膀胱留置カテーテルによる苦痛緩和のためのケア

　入院4日目、Rさんは閉鎖式導尿バッグから自分で尿をトイレに流す行為があり、入院5日目の消灯後には「痛かったし、引っ張っても抜けない。どうなっているんや。今までこんなことなかったな。どうしていいかわからん。どうしてこんなことになったのか」と困っていました。看護師はRさんの疑問

に答える必要があると考え、Rさんが理解できるように、今は膀胱留置カテーテルが治療に大事な管であること、管は抜けない構造になっており、管を抜くには医師の許可が必要であることを説明しました。さらに、膀胱留置カテーテルによる痛みに対しては鎮痛薬が使えることを伝え、使用しました。

30分後にRさんの様子を見に行くと、ベッドの上で座位になっており、「痛みはないみたい。どうしておいたほうがいいかわからん。外さないほうがいいんか。どうしていいかわからなくて興奮しているから寝つけないのかも。どうしてこういうことになったのか。明日どこの医者に行けばよいか」と話されました。痛みは軽減していましたが、先ほどと同様に心配ごとがある様子がうかがえました。看護師はRさんの話を聴き、現在入院していることを認識できておらず、また膀胱留置カテーテルが挿入されている理由が理解できていないため困惑していることがわかったので、再度、今は泌尿器科に入院していること、明日医師の診察を受けることができるので心配いらないこと、を伝えました。Rさんは「そうか。泌尿器科に入院しているんだった。明日診てもらえるんだね」と言い、安心した様子で入眠されました。

膀胱留置カテーテルの必要な理由についてRさんから質問があったときは、看護師はそのつど伝えていましたが、短期記憶障害のためすぐに忘れてしまいます。そこで、文字で書かれているものを読めばわかるときもあるかもしれないと考え、Rさんから見えやすい場所に「おしっこの管は看護師が見ているので、気になることがあったらナースコールを押してください」「痛みや困ったことがあればナースコールを押してください」と書いた紙を貼りました。Rさんはその貼り紙を見て、「勝手に触らないようにってことやね。何かあったら一人で解決しようとせんでもいいんやね。わかったよ」と穏やかに返事をされました。しかし、ナースコールを押すことはほとんどなかったため、看護師は適宜訪室して、困っている様子はないか確認するとともに、Rさんへの声かけを行いました。また、Rさんは閉鎖式導尿バッグを手で持って歩行することが多かったので、こまめに尿を廃棄し、閉鎖式導尿バッグが重くならないように配慮しました。

入院6日目、膀胱留置カテーテルが挿入されていることがRさんの苦痛になっており、自己抜去の可能性もあることから、カテーテルの抜去について医師と検討し、「治療上まだ抜くことはできない」とチームで判断しました。この日の看護カンファレンスで、日中は膀胱留置カテーテルによる痛みや苦痛の訴えは少なく、消灯後や夜間に目覚めたときに痛みを訴える様子が見られることから、前もって痛みをとることで、夜間の睡眠確保やカテーテルの自己抜去予防につながるのではないかと話し合い、痛み止めの座薬を眠前に使用することとしました。そうすることで、Rさんは夜間に膀胱留置カテーテルによる痛みを訴えることはなくなり、カテーテルを触る様子も減少しました。

しかし入院9日目の日中、Rさんは膀胱留置カテーテルを自己抜去し、抜いたカテーテルを洗面台で洗っていました。自己抜去した行為について、看護師はRさんの言葉を否定することはせず、まず理由を尋ねました。Rさんは「血が出てないし、もうこの管はいらないと思った。邪魔やったし」と答え、痛みや苦痛が原因ではないことがわかりました。看護師はRさんの思いを受け止

めた上で、膀胱留置カテーテルは治療に必要なもので、抜いてはいけない管であることを伝えたところ、Rさんは「そうか、勝手にしたらだめやったんやね」と返答されました。

血尿の悪化に伴い、主治医により再度、膀胱留置カテーテルが挿入され、灌流の指示が出されました。Rさんから「こんな状態、どうしたらいい？ 明日、先生診てくれるか」と血尿を気にする発言がありましたが、痛みの訴えはありませんでした。Rさんがスムーズに移動できるように、看護師は灌流用の生理食塩水と閉鎖式導尿バッグを点滴スタンドに掛け、Rさんが点滴スタンドを押して移動できるようにしたところ、灌流の開始後はルート関連のトラブルはなく経過しました。

手術当日のケア

入院11日目、全身麻酔下で経尿道的尿道腫瘍切除術、経直腸的前立腺針生検が実施されました。術後のせん妄発症の可能性が高く、また手術前に膀胱留置カテーテルを自己抜去していることより、この日の日中の看護カンファレンスで、除痛処置は速やかに行い、30分ごとに訪室すること、興奮したり精神的に不安定な状態になった場合には傍らでの付き添いがずっと必要となること、末梢ルートは包帯保護すること、安静が保てず歩いたときのために、膀胱留置カテーテルはベッドではなく点滴スタンドに掛けること、ルート類の挿入は少しでも早めに終了できないか医師と検討すること、などについて話し合いました。

手術からの帰室時にRさんから「行うことは行ったのですね。ここはどこですか」との発言はありましたが、興奮する様子は見られず、看護師は夜間30分ごとにRさんの様子を観察し、ルート類の整理などを行いました。痛みや苦痛が少なかったためか、興奮するようなせん妄症状や点滴ルート等を抜くような行動は見られず、朝まで経過しました。術後の離床もスムーズに進み、術後2日目に予定どおり膀胱留置カテーテルは抜去となりました。

退院したいという思いをもった患者を看守るケア

Rさんは術後3日目に多床室へ転室となりました。家族の帰宅後、病棟を離れて正面玄関へ行くことが2回ありました。1回目は、Rさんが渡り廊下を歩いていたので、「どこへ行かれるのですか」と尋ねると、「気分転換がしたい」とのことで、看護師と共に正面玄関のベンチで少しの間過ごした後、いっしょに病室へ戻りました。

その1時間後、病室にRさんの姿がなく、院内を探したところ、先ほどと同じ正面玄関のベンチで休んでおられました。看護師がRさんに病棟に一人で戻れるかを尋ねると「戻れるよ」と返答されましたが、病棟へ戻る道は覚えていないようであり、看護師と共に病室に戻りました。この日は2回、病棟を出て、正面玄関へ出かけるというこれまでにはない行動が見られました。看護師はRさんのふだんと違う様子が気になり、15分ごとに部屋を訪れていま

したが、同日夕食後、自宅へ歩いて戻ってしまいました。帰院した際に、「家に帰っていました。20時頃に戻るつもりだったので、看護師さんには言いませんでした。家は近いし、戻ってくれば問題はないかと思っておりました。まあ、明日退院ですし、ごめんなさいね」と言われました。

翌日も、「もうおしっこはちゃんと出ているし、赤くもないし、帰ってよいような気がする」「もうここに用はないから、ちょっと家に行ってくる」と言うなど、本人は入院している必要がないと感じていたようで、「退院します」と毎日話していました。荷物をかばんにまとめて帰る準備をしていることもあり、看護師はそのつどRさんの退院したいという思いを聴いた上で、今はまだ残尿が多く、入院の必要があるということを説明しました。退院や外泊をするには、残尿が減少して自排尿の改善が必要であることをチームで確認しました。

入院20日目、Rさんが病院の正面玄関から外へ出ようとしたところを付き添っていた看護師が止めたことに対して、「散歩に行くのもだめなのか！」と立腹し、看護師が付き添うことを拒否することがありました。この行動について、どのようなかかわりがよかったのかを日勤の看護師で振り返りました。Rさんの行動を止めるのではなく、どこへ行きたいのか、どうして行きたいのかなど本人の気持ちを聴くことが大切であり、Rさんが正面玄関を出ようとしても、いっしょに付き添えばよかったのではないか、というような意見が出ました。

Rさんは夕方になると自宅へ帰りたい気持ちが強くなるので、夕方に家族の顔を見ることで安心するのではないかと考え、Rさんの妻に夕方の面会を依頼し、協力を得ました。また、Rさんの行動に対応できるよう、長日勤の業務調整を行いました。Rさんは歩行は問題なくでき、安静度も院内歩行は許可されていることから、病棟から出ることを止めることはせずに、本人の行動を観察し、必要な場合は看護師が付き添い、いっしょに院内を散歩してから病棟に戻るなどの対応を行いました。その後、自排尿量が増加して排尿状況が改善したため、自宅への退院が可能となり、入院23日目に退院となりました。

事例からの学び

今回のRさんとのかかわりでは、入院時から「認知機能の低下」「せん妄の既往あり」などの要因により、せん妄発症のリスクが高いとアセスメントし、病棟全体でせん妄予防や危険行動に注意しながらかかわることができました。また、院内で取り組んできたユマニチュードの学習により、患者の思いを尊重し、行動を制限するのではなく、視線を合わせる、ゆっくりとした口調で会話をするといった技法が有効であることを実感することができ、本人の思いに寄り添うようなかかわりが実践できました。

Rさんは夕方に自宅へ帰りたいという気持ちが強くなるため、Rさんの行動に対応できるように業務調整を行うことで、スタッフ全員で安全な看護が提供できるような協力体制をとることができることを学びました。Rさんを心配す

るあまり、その行為を止めてしまって気分を害させてしまったことはありましたが、その場面を振り返ることで、どのようにかかわればよかったのかも学ぶことができました。

　一度、膀胱留置カテーテルの自己抜去がありましたが、その経験から、ルート類が挿入されている患者は苦痛を感じているため、順調な回復を促すことにより、予定どおり、あるいは少しでも早期にルート類を抜去できるようにチームで検討することが大切であることを学びました。

　Rさんに自宅への帰宅欲求が見られたことに関しては、外泊は無理だとしても、外出することで気分転換をはかるなどをしていれば、黙って自宅へ帰るようなことはなかったのではないか、と話し合いました。その他、入院時から積極的にせん妄予防に取り組むことの大切さや、その人らしさを尊重し、患者の思いを優先するかかわりが重要であることも学ぶことができました。どのような状況になることがこの患者にとって最善であるのかを主治医や家族と話し合うことで、早期退院へと導くことができたのではないかと考えます。今後も患者の思いを尊重し、その思いに寄り添いながら看護を行っていきたいと思います。

おわりに

　今回、Rさんの入院時の様子から、せん妄予防のケアを積極的に行ったことで、Rさんがせん妄を発症しなかったことは私たちの大きな学びとなりました。

　今後も高齢患者、認知症患者、認知機能低下などの患者は増えるだろうと思われ、そういった方たちは環境の変化や手術などがきっかけでせん妄を発症する可能性が高いことが予測されます。私たちは、患者からのサインである「ふだんとは違う何か」を敏感にとらえることができる感性をもち、また高いアセスメント力と対応力を修得して、自信をもって患者を看ることができる病棟を目指したいと考えています。

　今回の事例の学びを生かして、ユマニチュードの技法を活用しつつ、患者の思いに寄り添い、患者が穏やかに入院生活を送ることができるようなケアを提供することが自分たちの宝となること、また看護のやりがいや楽しさにもつながるということを感じました。この経験を生かして、日々看護を実践していきたいと思います。

（宝達千里、小川外志江）

Part 3 　内分泌総合外科、呼吸器外科、胃腸外科、肝胆膵移植外科

5　医師との話し合いにより実施できた傍らで看守るケア

はじめに

　東病棟4階は内分泌総合外科、呼吸器外科、胃腸外科、肝胆膵移植外科、中央管理病床3床の計49床の混合外科病棟で、毎日手術が予定されています。新規・再入院、検査入院、集中治療室からの転入患者を併せて、年間約1,000名が入院しています。

　患者の高齢化に伴い、90歳を超えて手術を受ける患者もめずらしくありません。手術後にせん妄を発症する患者も多く、離床センサーマットや監視モニタ、ミトン装着等の抑制（行動制限）を行うこともありました。

　そこで、せん妄の発症がなければ抑制の必要もないと考え、当病棟では2015年度からせん妄予防の取り組みを開始しました。入院患者の状態にもよりますが、取り組み開始後、せん妄を発症した患者数は、2015年度24名（1.8％）、2016年度11名（0.9％）と減少しました（表3-5-1）。ここではその2年間の取り組み、およびドレーンを自己抜去した患者に医師から抑制の指示が出たとき、医師との話し合いをもち、抑制せずに看護できた事例について紹介します。

抑制をゼロ化するまでの経緯

抑制のゼロ化に取り組む前の病棟での対応

　これまでは、手術後にせん妄を発症する可能性があり、点滴やドレーン類を抜去する等の行動が予測される患者に対して、なんらかの抑制が必要になることを想定して、手術の説明時に医師が患者・家族に抑制の同意を得ていました。看護師の意識の中でもそれが慣例となっており、主治医に同意の取得を依頼していました。手術後にせん妄を発症し、転倒・転落、ドレーン抜去の危険があると感じたときには、離床センサーマットを設置したり、監視モニタで患者の行動を観察したり、ミトンを装着していました。そして、センサーマットのナースコールが鳴って、あるいは患者が行動しているのをモニタで発見して、患者の病室に訪室するといった状況でした。

患者の中には、「どこかで見ているのか。これがセンサーだな」と察知し、センサーマットをまたいだり、監視モニタを見つめたりする人もいました。看護師も、紐で抑制しないとはいえ、センサーマットや監視モニタ、ミトンは患者にとっては一種の抑制であり、拘束感を伴うこと、患者の安全が守られるのは当然とはいっても、抑制は医療者側の都合でもあることにジレンマを感じていました。

抑制を行う時間の減少とせん妄予防対策

　当病棟では2015年度より、「環境因子に着目してせん妄予防ケアを実践する」「その人らしさを踏まえた行動制限・抑制以外の看護実践を取り入れる」「療養行動を制限することなく安全・安楽に入院生活を送れる」ことを病棟目標に掲げ、せん妄の発症を減らすこと、抑制を行う時間を減らすことから取り組みました。当初は、抑制しないことで患者の安全が保てないのではないかと懸念するスタッフも多く、意識改革の必要があると感じ、知識を深めることから始めました。

　まず、薬物と倫理に関する病棟学習会を開催し、薬物の作用・副作用、せん妄になりやすい薬物等の基本的な知識を深めるとともに、抑制される患者の気持ちについて話し合いました。また、急に患者がベッドを離れたときに転倒・転落しないように、ベッド周囲の環境を整備し、さらに、時間や場所の感覚を失わないように、室内にカレンダーや本人に馴染みのあるものを置き、患者が過ごしやすいようにしました。

　そして、事例検討やカンファレンスを重ね、抑制を行う前に看護師ができることはないかを考えながら取り組みました。カンファレンスは毎日実施し、患者にふさわしいと思われる対応方法を話し合いました。例えば、不安が増強して落ち着きがないようならば、訪室や声かけを増やし、ユマニチュードの対応を心がけました。手術後には、手術が終わったことや時間、状態を説明しながら、声かけする回数を増やしました。やむを得ず抑制を行った場合は、早期に解除するために話し合い、患者の状態を共有し、看護師全員が協力し合って患者を気にかけ、対応しました。また、患者・家族と共に対応策を考えるようにしました。

　その結果、2015年度末には徐々にスタッフの意識が変化し、ケアを増やすことで、抑制を行う時間を減少することができました（図3-5-1）。

表 3-5-1　東病棟4階でのせん妄発症患者数と内訳

	発症人数	せん妄発症率	平均年齢	性別		疾患別			状態別				認知症	
				男	女	消化器	呼吸器	その他	手術		終末期	その他	有	無
									予定	緊急				
2015年度	24	1.8%	75.87	16	8	15	5	4	17	0	5	2	5	19
2016年度	11	0.9%	80.09	8	3	10	0	1	2	3	3	3	1	10

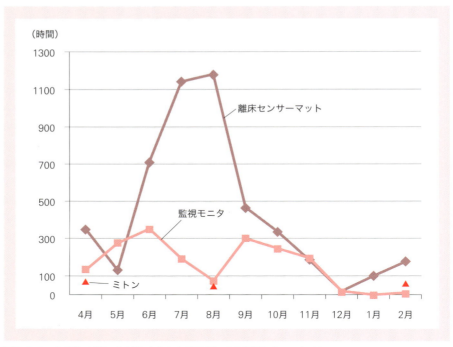

図 3-5-1　東病棟 4 階で抑制を実施した総時間の月別推移（2015 年度）

手術前の患者への抑制ゼロ化の取り組み

　外科病棟では手術後の患者にせん妄発症数が多い（表 3-5-1）ため、抑制を減らす取り組みと同時に、手術前のケアを充実させ、せん妄の発症を予防する取り組みを開始しました。患者が手術後の自分の状態をイメージできることが大切であるため、患者に合わせて状態や経過、挿入されるものを図示し、時間をかけてわかりやすく説明しました。また、誰にでもせん妄が起こる可能性があり異常ではないこと、予防方法や軽減するためのケアについても伝えました。

　当初は患者・家族から不安の声が聞かれましたが、話を聴き説明を加えることで不安は軽減できました。家族は「面会を増やします」「手術によって起きることがあるのですね」と話し、積極的な協力を得られました。患者・家族は手術前後にせん妄に関する説明用紙を読み返しており、患者・家族の理解につながったと考えます。手術後に幻覚が見えても、あわてることなく看護師に知らせてくれたため、声かけや状況の説明等、対応を増やすことで発症を抑えられた事例もありました。

　また、すべての手術前の患者に対してせん妄予防カンファレンスを実施し、せん妄発症の危険が予測される患者には看護計画を立案して、個別に対応しました。危険がないと思われる患者に対しても、手術後は部屋やベッドの配置の工夫、ルート類の整理、カレンダー設置等の環境の整備を行うとともに、日中の活動を促し、鎮痛薬や眠剤を調整しました。これらの対応により、2016 年度は前年度と比較して、術後せん妄を発症した患者数は半減しました（表 3-5-

1)。

実際のケアはふだんと変わりないものでしたが、状況を患者に説明しながら声かけの回数を増やし、早期からていねいな対応を心がけることで、せん妄発症期間は減少できたと実感しています。そして、当病棟では2016年7月に緊急入院患者に離床センサーマットと監視モニタを使用した以降、抑制は行っていません。

事例紹介

2015～16年度の2年間かけて、抑制をせずに看護できるという思いが看護師に浸透してきた中で、手術後5日目にドレーンを自己抜去した患者に主治医より抑制の指示が出ました。そこで、医師と話し合いをもち、看護師側の「抑制したくない」という思いを伝え、看護師が抑制せずに患者を看守る方向でケアを実施できた事例を紹介します。

Tさん、女性、90歳代。上行結腸穿孔、急性汎発性腹膜炎、人工肛門造設。入院前は独居でしたが、家族や近隣の住民の協力を得て、一人で生活が可能でした。長男夫婦が徒歩5分くらいのところに居住し、週1回様子を見に訪問していました。

20XX年11月、突然の腹痛で近医を受診したところ、盲腸から上行結腸にかけて穿孔が見られ、緊急手術が必要となり、当院に紹介されました。緊急で回盲部切除・人工肛門造設術を施行し、ICUに入室しました。術後2日目よりせん妄を発症し、術後5日目に当病棟へ転棟となりました。

転棟当日のカンファレンスでは、TさんはICUから当病棟へ移動したことによる環境の変化のため、せん妄症状の増強、再燃の可能性があると判断し、スタッフ全員で協力してベッドサイドでの看守りをしていくことを話し合いました。Tさんは「トイレに行く」と立位になったり、「暑い」と病衣を脱いだりと、徐々に落ち着きがなくなりました。看護師は傍らで看守り、声かけを行っていましたが、夕方看護師がベッドサイドを離れた際にストーマパウチを剥がし、3本のドレーンのうち1本を自己抜去してしまいました。主治医からは、術後急性期であり、安全を守る目的で抑制の指示が出ました。

医師との話し合い

担当看護師から、「医師より抑制の指示が出たが、どうしたらよいか」と看護師長に相談がありました。担当看護師は、Tさんは術後5日目であり、残ったドレーンを抜去する可能性や、ストーマパウチが剥がれることでの創部感染を心配して、主治医の指示も理解できると考えていたように思います。

看護師長やリーダー看護師は、抑制することで逆にTさんがストレスや怒りを感じ、抑制を外してドレーンを抜く可能性が増すと判断し、医師に抑制をしないで看護していきたい旨を説明しました。しかし、医師は生命にかかわる

ことも起こり得るため、抑制をすべきであると主張しました。両者の主張は異なり、話が進みませんでした。

そこで、臨床倫理担当副看護部長に相談し、主治医、臨床倫理担当副看護部長、病棟看護師長、担当看護師、リーダー看護師と話し合いをもち、症状が落ち着くまで、看護師が交替で常時傍らでTさんを看守りながら対応していくことを決めました。

看護の実際

Tさんが当病棟に転棟されてきたときは、創部汚染による感染を起こさないことが重要な時期でした。自分の置かれている状況を本人に理解してもらい、ドレーン・点滴類の自己抜去やストーマパウチの除去、術野に触れないことで感染を予防することを目標としました。

また、Tさんは入院前は近隣の住民に見守られながら独居で生活できていたことから、自分の置かれている状況が理解できれば、自分でできることが増えて、本人らしい入院生活を送れると考え、早期に離床することを目標としました。

ドレーン・点滴類の管理

Tさんに腹部や点滴類を無意識に触る行動が見られたため、腹部に挿入されたドレーンは腹帯の中にまとめ、中心静脈カテーテルは刺入部にタオルを置き、ルート類は病衣の中を通してつなぐ等、目につかないように工夫し、自己・事故抜去を予防しました。

膀胱留置カテーテルについては、主治医と相談して転棟後2日目に抜去し、尿意を訴える前に排尿を促し、看護師がいっしょにトイレまで付き添いました。

苦痛の緩和

疼痛の訴えが曖昧であったので、Tさんの行動や表情を確認しながら、早めに鎮痛薬を投与しました。

患者の状況・状態の理解

Tさんは自分の置かれている状況がわからず、「家に帰る」と話し、不安げな表情も見られていました。不安を軽減するために、看護師が傍らについていることや手術をしたことを繰り返し説明し、実際にドレーン類やストーマパウチを見て、触ってもらいました。Tさんは健忘症状があり、説明してもすぐに忘れてしまうため、本人が視覚的に見てわかるように、手術をして入院していることを紙に大きな文字で記し、目につきやすいところに掲示しました。

また、ドレーンや点滴を気にせず一人で歩行してしまうため、歩きたいとき

は看護師を呼んでほしいことを説明し、その旨を書いた紙をナースコールに取り付けたところ、ナースコールを押して看護師を呼ぶこともありました。

生活のリズムを整える

　Tさんは入院前、歩いて公園や老人ホームの入浴施設へ出かけ、知り合いとよくおしゃべりをしていた方だったので、早期の離床と、ゆっくり会話することを心がけました。ふだんの生活のパターンについては長男も知らなかったので、時間を決めて生活のリズムを整えるようにしました。

　またTさんは昼夜逆転傾向にあり夜間不眠が見られたので、睡眠が確保できるよう主治医と眠剤の調整を行いました。眠れないときは体位の調整をしながら、1時間ほど話を傾聴しました。朝はブラインドを開けて光を取り入れ、ラジオをつけて目覚めを促し、モーニングケアを行いました。ラジオは転棟後3日目に本人の希望により中止しました。

　転棟後1日目より食事開始になったので、車いすに移動して食事をとりました。転棟後2日目には「動きたい。歩いている人を見るとうらやましい」と話し、離床の意欲が見られたため、廊下での歩行訓練を開始しました。

ケア量の再分配

　転棟後1日目から、朝方の検査やケアが多くなる時間帯に他の入院患者のケアも十分にできるように、看護師を1名増やして対応しました。転棟後3日目にはTさんの症状が落ち着いてきたため、早朝の増員を終了しました。

家族への対応

　転棟後1日目に主治医から家族へ、抑制せずにTさんを看ていくこと、看護師が看守りながら看護していくこと、を説明しました。そして、家族と共に過ごす時間をつくり、不安が緩和できるよう、時間のあるときに面会に来ていただけないかと家族に依頼しました。このときに長男は、「抑制してほしくない」という気持ちを話されました。

毎日のカンファレンス

　カンファレンスを毎日行い、改善したほうがよいことはないか、検討しました。また、週末と夜勤はスタッフの人数が減少するため、Tさん担当の看護師の担当患者数を調整し、Tさんのベッドサイドを離れるときは、あらかじめ交替看護師を決める等の調整をしました。

事例からの学び

　主治医と話し合い、私たち看護師の「抑制したくない」という思いを伝えることで、主治医も理解し、家族に看護方針を伝えました。家族は主治医の説明を聞いた後に、「抑制してほしくない」という本当の思いを話されました。家族のそのような気持ちを実際に聴き、また主治医の対応を知ったときに、医師と看護師の立場や考え方の違いを理解しながらも、それぞれの思いを話し合えたことでよい方向に向かえたことを実感でき、医師と話し合うことの大切さを学びました。

おわりに

　医療者にはそれぞれの立場があり、意識にも違いがあります。できれば患者に抑制をしたくないと誰もが考えているのですが、患者の安全を考えるとやむを得ないと思うこともあります。私たちの病棟でも現在の対応ができるまでに2年間を要しました。しかし、時間はかかっても少しずつ進めていくことで、抑制しない看護を実現することができました。

　事例のTさんも、その後に何度かドレーンを抜去することがあり、そのつど医師と話し合ってきました。現在も時折、他の医師から抑制の指示が出ます。今回の事例から、医師と話し合うことの大切さ、患者や家族は決して抑制を望まず、やむを得ないと我慢していることを実感した私たちは、医師との話し合いの際に、患者の尊厳を守るために、抑制されたときの患者や家族の気持ちを考えてほしいこと、不穏状態が増強することで逆に自己抜去の可能性が増すことを伝えています。スタッフ全員が患者の情報を共有し、日常の細かなケアを実施することで、抑制することなく患者の傍らで患者・家族に寄り添い、看守りながら対応できることを実感しています。

（谷田明美、大田黒一美）

患者さんからの手紙

今回は日曜日に退院したため、四階病棟のスタッフの方々に
御挨拶もせず帰りました事を深く反省しています。
やさしく美人さんばかりで本当に頭が下がりました。
散歩中に声をかけて下さる看護師さん、痛い痛いといいながら抜糸をしている時は、
手をさすって下さった看護師さん、人工肛門で何度となくおもらしをした時、
いやな顔一つせずお世話下さった看護師さん、いくら仕事とはいえ、
にこにこと笑顔のかわいい方ばかりで、今から思うと
辛い検査やら手術に耐えられたのも、スタッフステーションの方々の
やさしさの支えがあったならこそと思っております。
これも〇〇師長さんの御指導の賜と思っております。本当にありがとうございました。
今から思い出しますと涙なしではいられませんでした。
毎日の日記を見ましても涙を流しながら読んでいます。
〇〇師長さんもお忙しい中、度々顔を見せて下さり、自宅でも不安だらけですが、
一日でも孫の声を聞きながら、前向きに生きていこうと思っております。

　追伸
　主治医の〇〇先生や△△先生にもよろしくお伝え下さいませ。
わがままな患者の言う事を聞いて下さり、やさしい先生の笑顔が忘れられません。
美人で賢明な女医さんの△△先生もお顔を見せて下さり、
無理せずぼちぼち頑張ろうねと背中をさすって下さった先生の手のぬくもりを
思い出しますと涙が流れました。
　長い間、本当に有り難うございました。
　文書で御礼の言葉とさせていただきます。

西3病棟の皆様

横浜の桜は今日も最高の見頃になりました。
早いもので、先週土曜日一週間早く、49日の法要と
納骨を済ませました。
4年半の間、支えていただき、本当にありがとうございました。
〇〇は、金沢のみんなが、とてもとても大好きでした。
希望をつなぎ、治療にチャレンジしてこられたのは、皆様の
お陰であったと心から感謝しております。
ありがとうございました。
〇〇の大好きなお菓子を送らせていただきましたので、
皆様でお召しあがり下さい。

毎日、お忙しいことと思います。
横浜から応援しております。
感謝を込めて。

Part 3 集中治療部（ICU）

6 「観る」から「看る」ケアへ
集中治療の現場でも抑制しない看護へのチャレンジ

ICUでの身体抑制減少に向けて

集中治療の分野では、重篤な身体状態や治療に伴う様々な医療機器の装着から、些細な事故が患者の命を脅かすことも多く、患者の安全と生命を守る観点から身体抑制が行われる現状にあるといわれています。当院の集中治療部（ICU）でも、抑制は患者の身体および精神への弊害を生じさせ、人権尊重の観点から倫理的に問題があることを理解しつつ、患者の安全を守るためには抑制はやむを得ないと考えてしまう葛藤に悩み、日々の看護に向き合ってきました。患者に寄り添う看護実践を行った結果、2016年2月に一般病棟および精神病棟で身体抑制ゼロを達成したことは、ICUの看護師にとっても大きな衝撃であり、抑制について深く考える機会となりました。

ICUでの身体抑制減少への歩み

当院ICUでは2011年度より身体抑制減少に向けて、抑制基準を判断する項目について見直しをはかることから始めました。2010年12月に日本集中治療医学会から「ICUにおける身体拘束（抑制）のガイドライン」が出され、その中の「身体拘束（抑制）判断基準フローチャート」では、患者のアセスメントを行い、抑制以外のケア計画を立案することが示されています。効果がなければ、医師と共に協議し、抑制を実施するという流れになっています。ICUではこのツールを用いて4時間ごとに評価を行い、日中や面会時間に患者の身体面、精神面をアセスメントし、不必要な抑制を解除する取り組みを実施してきました。

2014年に日本集中治療医学会からJ-PADガイドライン（日本版・集中治療室における成人重症患者に対する痛み・不穏・せん妄管理のための臨床ガイドライン）が示されました。これを受けてICUでは、痛み・不穏・せん妄管理に注目し、FS[*1]やNRS[*2]などの疼痛評価スケールおよびRASS[*3]（鎮静スケール）やICDSC[*4]（せん妄評価スケール）などの評価尺度を用いて患者の状態を可視化し、多職種チームで鎮痛および鎮静の適切な薬物調整や患者の早期離床に努め、身体的回復を目指しました。

*1 Face Scale. 痛みの程度を、笑った顔（まったく痛くない）から泣き顔（非常に痛い）までの6段階の表情の変化で表し、現在の痛みに一番合う顔を選んでもらう。

*2 Numerical Rating Scale（数値的評価スケール）。数字で痛みの強さを表現してもらう。0＝「痛みなし」〜10＝「最悪の痛み」の11段階とするものが多い。

*3 Richmond Agitation-Sedation Scale. 患者の状態を－5〜＋4の10段階で評価する。数字が大きくなるにつれて不穏要素が高くなり、チューブ抜去などが発生しやすくなる。数字が小さくなるにつれて鎮静度が深くなる。0〜－2を目標に鎮静することが一般的。

*4 Intensive Care Delirium Screening Checklist. 1日の状態の変化を見て、せん妄であるかを判定する。患者の協力をほとんど要さず、簡便に使える。

2016年度には薬物の使用状況や覚醒状況なども併せて調査を始め、抑制減少への取り組みを強化してきましたが、抑制実施件数は減少しない現状がありました。一人ひとり固有の背景をもつ人間でありながら、その背景を理解せずにチェック表を使用しても、個別的なケアにつながることも、抑制をしない判断をすることも困難であったと考えます。命が最優先される集中治療の場では、患者の尊厳を見出すことは二の次と考えられていたり、抑制をしないことで事故に至る可能性への恐怖心があったり、安全を守るための手段として抑制しか考え浮かばない、といった現場での根強い考え方があったと思います。

　私たちは一般病棟や精神病棟で繰り広げられた手厚い看護実践を貴重な経験知としてとらえ、徐々にICUでも取り入れるようになりました。時を同じくして、看護部では高度急性期ケア開発委員会が発足しました。患者のこれまでの歩みを考慮したケアの検討や、抑制をした事例の状況をていねいに振り返るうちに、「抑制をするか・しないか」ではなく、患者の苦痛や不快の軽減に目を向けるようになり、安楽で安寧なケアの探求へと意識が変わっていきました。

ICUでも抑制しない看護へのチャレンジ

　ICUでは、重篤な身体症状に伴う意識障害に加えて、医療機器類に囲まれた特殊な環境が複合的に絡まって起こるせん妄を予防する重要性はすでに周知のとおりです。治療による身体的回復の促進と並行して、ICUの看護スタッフは患者の「日常性の回復の促進」と「苦痛の除去」を目指し、看護を行うことに取り組みました。「ほかに何かできることはないか」「その方らしく穏やかに過ごせるように」という視点で考えることから、チャレンジが始まりました。

1.「日常性の回復の促進」の実践

　身体抑制ゼロ化へのチャレンジの一環として、すべての患者に向けたせん妄予防ケアが整備され、ICUでも積極的に取り入れました。特に緊急入院や鎮静から覚醒する間際は、患者にとって最も混乱しやすく、不安になるときです。今の状況を理解し、安心して治療に専念できるように、リアリティオリエンテーションを行うことに重点を置きました。通常の日内変動を取り戻せるように光や時間を感じ取るベッドの配置を工夫したり、患者の視界に入る位置にお気に入りの写真やカレンダー、時計を設置するなどの環境調整を行いました。

　また、身体的な回復に向けて早期離床をはかるため、理学療法士と連携を取りながら、リハビリテーションを積極的に行いました。患者の意識状態によっては、家族から入院前の生活状況について聞き取りを行い、患者本人や家族が大切に思っていることや習慣を知り、その方らしい日常を取り戻すためのケアを多職種チームで検討する体制が整ってきました。

2.「苦痛の除去」の実践

　FSやNRSの疼痛評価スケールにより患者の苦痛を客観的にとらえることで、より迅速に除痛処置が行えるようになりました。またCPOT[*5]を導入し、鎮静中や気管挿管中の患者へ苦痛のない先回りのケアを行うように努めました。疼

＊5　Critical-care Pain Observation Tool.「表情」「身体の動き」「人工呼吸器との同調性または挿管していない患者では発声」「筋緊張」の4項目をそれぞれスコア化し、評価する痛みの客観的評価ツール。挿管などで痛みを自己申告できない患者にも使用できる。

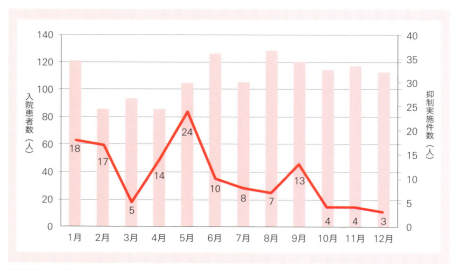

図 3-6-1　ICUにおける入院患者数と抑制実施件数の推移（2016年）

痛評価を行う機会が増えたことで、患者の苦痛や不快の気づきとなり、早期の鎮痛薬使用や安楽な体位への調整、快適な室温・光・音等の外的環境の調整、保清やマッサージ等のリラクセーションといった直接ケアが増えてきました。

チャレンジの成果

　上記のような取り組み以降、抑制実施件数は大きく減少しました。2016年前半は100〜120名/月程度の入院患者に対して、10〜20名/月の抑制帯またはミトンによる抑制を行っていました。その後、入院患者は増加の傾向にありながら抑制実施件数は減少をたどり、12月には3名にまで激減しました（図3-6-1）。その3名の内訳はミトン使用のみであり、抑制帯による抑制実施件数がはじめてゼロを達成しました（図3-6-2）。
　さらに、抑制実施件数が激減してもインシデントの発生率は前年度と大きな変化はなく（図3-6-3）、インシデント影響度分類レベル3b以上のインシデント数は0件でした。
　一方、デバイス関連のインシデント発生率は全体では大きな変化はありませんでしたが（図3-6-3）、デバイス別の内訳では気管チューブの自己抜去が2倍以上に増えてしまいました（図3-6-4）。しかし、そのうち抑制中の自己抜去が2件あり、抑制したことにより患者から看護師の目が離れやすくなる傾向を体験し、抑制をしたから安全であるとは限らないことを痛感させられました。

＊6　p.22 ＊4 参照。

日常性の回復の促進と苦痛の除去を目指した事例

　抑制をしない看護を実践していく中で、本当の意味での日常性の回復の促進と苦痛の除去とは何かを深く考えさせられた患者との出会いがありました。

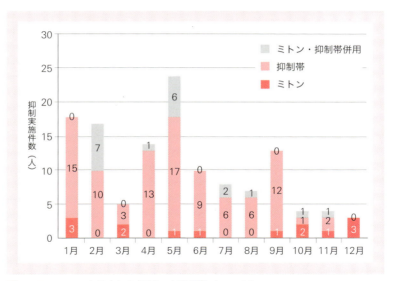

図 3-6-2 ICUで実施された抑制の内訳推移（2016年）

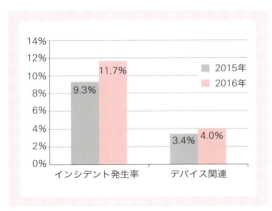

図 3-6-3 インシデント発生率とデバイス関連インシデント発生率の変化（ICU、2015～16年）

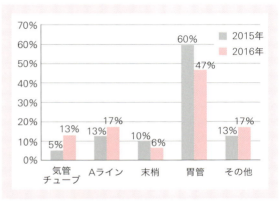

図 3-6-4 デバイス関連インシデント内訳の変化（ICU、2015～16年）

事例紹介

　Qさん、男性、80歳代。庭の剪定中に転落し、頸椎損傷でICUに入院となりました。脊髄損傷による呼吸不全のため気管切開を行い、人工呼吸器管理が必要な状態でした。たびたび痰を詰まらせ、気道粘膜除去装置による排痰援助を行っていました。痰による気道閉塞で、一時は心肺停止状態となった経緯もあります。

　急性期医療の場では、患者の不安感や不快感を軽減し、早期回復の目的で鎮静薬を使用することが一般的であり、その時期を脱したときに覚醒を促していきます。Qさんはもうろうとした意識の中で、今の自分の状況が理解できずに混乱し、さらに周囲をよく見渡せないことによる恐怖心を抱くことが予測されました。そこで現状を認識し、安心できるようにリアリティオリエンテーションを行い、早期離床や視野を広げて現状を把握できるように、ヘッドアップ座位でのリハビリテーションを始め、日常性の回復に向けたケアを行いまし

た。転落時の損傷による痛みに対しては鎮痛薬の調整を検討し、去痰困難による呼吸苦には体位ドレナージや排痰ケアを、口渇の訴えには口腔内の保湿ケアを行うなど、考えられる身体的苦痛には積極的に対応しました。しかしQさんはなんとなく表情が乏しく、覇気がありませんでした。そのうち、せん妄様の症状が出現し、人工呼吸器の接続を自ら外したり、胃管を抜く行為が見られ、やむを得ず抑制帯による上肢の抑制をすることもありました。しかし、抑制をしても同様の行為は続き、ケアカンファレンスでは胃管の固定法や抑制帯の使用法ばかりが検討されていました。

　この頃、主治医より麻痺の回復の見込みがないとの内容の病状説明があり、Qさんは「治る見込みがないとわかったときは、無理な延命治療はしてほしくない。外せる見込みのないものを付けないでほしい。そんな状態で長く生きる気力はない」という思いを表出していました。そばで看守っていると、「点滴を外してほしい」「人工呼吸器を外してほしい」「あんたらはうそつきや！もう帰る！」と強い感情を吐き出すことがあり、「身体を拭いても感覚がないから、気持ちいいかもわからない」「元の身体に戻りたい」と悲痛な訴えもありました。突然の受傷によるショックや自立できない自己への苛立ち・焦燥感を抱いていることに気づき、人工呼吸器を外そうとする行為や胃管を抜こうとする行為には、このようなQさん自身の苦悩が隠れているのではないかと思い至り、抑制をすることが最善とはいえないことを理解しました。そして、患者の心理的なつらさや苦悩の思いに目を向けることの重要性に気づきました。

看護の実際

　看護スタッフは、Qさんが身体的・精神的つらさを抱えていることに対して、すぐには好転しないかもしれないけれども、これからの人生を歩む上で何か一つでも本人が楽しい、うれしいと思える支援ができないかと考えるようになりました。家族の面会のときに話をお聞きしていると、Qさんは入浴が好きだったことを知りました。そして、もう一度お風呂に入りたいというQさんの思いを知り、少しでも今の気持ちを和らげ、前向きに療養できることを目標とし、入浴の願いを叶えたいと思いました。

　しかし、Qさんは循環動態が不安定で、呼吸筋の麻痺により人工呼吸器を装着している状態です。一方で、入浴により筋緊張の緩和から循環や呼吸の改善が期待できるかもしれないと考え、医師にQさんと家族の思いを伝え、入浴の許可を得ました。負荷を最小限とした入浴について話し合いを重ね、人工呼吸器の管理については臨床工学士の協力を得ることができ、入浴日までは理学療法士と共に積極的に呼吸リハビリも行いました。当日のスケジュール、準備物品、各職種の役割、緊急時のサポート等についてのシミュレーションを何度も繰り返しました。

　そして当日、点滴ラインや膀胱留置カテーテルを事前に外し、多職種が付き添う中、可動式レスピレーターを装着し、Qさんの好みに合わせた湯加減のリフトバスにつかることができました。Qさんは最初は緊張した様子でしたが、声をかけながら介助しているうちに表情も穏やかになりました。「もうちょっ

と入っていたい」と、予定よりも長く入浴を楽しむこともできました。自ら身体を洗ったり拭いたりする様子も見られ、ADLの自立への意欲にもつながりました。念願の入浴が叶い、Qさんからは「またお風呂に入りたい」と笑顔が見られました。さらに不眠傾向にあったQさんでしたが、この日の夜は熟睡することができたのです。

事例からの学び

　今回の事例は、直接抑制を解除する目的で行われたケアではありません。Qさんが今、何を感じ、どんな思いを抱いているのかに注目し、少しでも喜びを感じ、前向きに歩んでいただきたいと願うチームの思いが一つの支援となり、Qさんの笑顔につながったと考えます。

　患者に寄り添い、よく看て、よく聴き、よく知ることの大切さを改めて学ぶことができました。重篤な身体状態にある患者を目の前にすると、看護師は身体面、特に生体モニタの観察に集中してしまいがちです。気管挿管や鎮静中の患者の表情や、そのときに言葉にならない心の内側に意識を向けることがなおざりになってしまう傾向にあります。患者の表情や言動に注目し、患者の思いを知ろうとする意識をもつことが早期回復へのケアにつながる学びを得た事例でした。

尊厳を見出すために寄り添い、抑制解除に取り組んだ事例

　ICUで抑制実施件数が激減し1年余りが経過した頃、長期間、抑制をせざるを得なかった事例を経験しました。気管チューブの事故抜去により生命の危機状況に陥るリスクが高い乳児に対し、やむを得ず上肢の固定による抑制を行いました。看護スタッフは人としての尊厳と生命維持の間で悩みながらも、できる限り抑制を解除し、弊害を最小限にしようと取り組みました。

事例紹介

　Yちゃん、乳児。無呼吸発作から咽頭腫瘍が疑われ、麻酔、気管挿管下で生検後にICUに入院となりました。生検の結果、腫瘍と確定診断され、化学療法による腫瘍縮小が予測される2週間は、気管挿管による気道管理が必要な状態でした。生後よりこれまで正常な成育にあり、両親の治療への理解も良好でした。

　入院当初は、生検による出血や浮腫の危険性が高く、鎮静薬と鎮痛薬に加えて筋弛緩薬が投与されていましたが、入院3日目には筋弛緩薬を中止し、浅い鎮静での管理となりました。Yちゃんは当然のように、身体をのけぞる、頭を左右に振る、手で気管チューブをつかむようになり、入院5日目にはさらに活発に全身を動かすようになりました。気管チューブの事故抜去につながることが予測され、万が一抜けた場合は再挿管が困難となることから、やむを得

ず病衣の袖口と布団をペアンで留めることになりました。ミトンや抑制帯による抑制ではありませんが、指先は自由でも上肢の動きは制限されるため、看護スタッフは抑制に相当するととらえていました。

この時期の乳児は、自由に手足を動かし、物に触れることで運動器や感覚器が発達する重要な時期です。挿管管理による全身、特に頭頸部の制限に加え、上肢の可動域を制限することはさらにYちゃんの成長を妨げてしまいます。生命を維持しなければならない条件の中で、毎日医師と話し合い、適切なタイミングでペアンを外す時間をつくっていきました。また、並行してYちゃんの成長発達を促し、早期に回復するためのケアを検討し、実践していきました。

入院13日目、治療が奏効し、無事気管チューブを外すことができました。しかし、その後のYちゃんは首がすわらず、指しゃぶりも忘れ、弱々しく泣いてばかりいました。1週間程度で改善しましたが、後に母親は「首がすわらなくなったのが一番ショックだった」と語っていました。一過性であっても長期の臥床や抑制による二次的弊害が生じたかもしれない事実は重く受け止めなければならない、と痛感した事例でした。

看護の実際

看護スタッフは、Yちゃんが身体をのけぞり、頭を左右に振る動きは、苦痛や不快、不安、欲求を訴えるサインではないかと考えました。両親より、ふだんからYちゃんは手で顔を触る癖があり、指しゃぶりを好むことを聞きました。眠る前におしゃぶりや指しゃぶりをするとすぐに寝入ることや、音の鳴るぬいぐるみに興味を示し喜ぶこと、自分の髪を引っ張り、顔をこするしぐさはストレスを感じたときによく見られる行為であることを知りました。

ふだんのYちゃんの生活や様子を理解し、看護師がYちゃんの苦痛や欲求に気づき対応することで安心できる環境を整え、安全に治療を受けることを目標としました。相手に寄り添い、理解することが、早期回復を促進し、Yちゃんらしい成長過程を歩むことにつながると考えました。

実践にあたっては、小児病棟やGCU[*7]の看護師と連携を取り、専門的な視点でのケアの提案や、乳児へのかかわり方について直接支援を得ました。そして、Yちゃんの苦痛や欲求に対してどのようなケアが適切なのか、多職種間で検討を重ねました。

そばでYちゃんを看ていると、母乳を投与した後や、身体をトントンとやさしくタッチすると、Yちゃんの欲求が満たされ、安心して入眠していく様子がわかりました。そこで、Yちゃんの表情や様子をうかがいながら授乳の時間帯を変更し、動作が活発になったときは間食として追加の母乳を投与するように調整しました。

また、おくるみは母親のお腹の中にいた頃の安心感が得られることから、その効果を期待して、バスタオルでくるんでトントンとあやし、身体を包み込むように触れるホールディングを行い、安心感が得られるようにかかわりました。ところがYちゃんは暑がりだったため、バスタオルは不適切であること

---

*7 Growing Care Unit. 継続保育室、新生児治療回復室、発育支援室などと訳される。出生時・出産後に生じた問題が解決・改善した新生児の経過を観察する施設。NICUで治療を受け、状態が安定した後に移されることが多い。

がわかり、掛け物の厚さや素材まで検討しました。Yちゃんの目が覚めた際には、安心できるように常に誰かがそばで寄り添えるよう、交替して協力し合いました。看護師間の協力体制を整えることで、Yちゃんの抑制を外し、自由に手足を動かせる機会を増やしていきました。安心して眠れる準備として、気管チューブ挿入中でも使用できるおしゃぶりを手づくりし、音楽は流さずに静かな環境とし、Yちゃんが好む体位へと整えました。

面会時に両親から「手を固定していないと気管チューブが抜けそうで怖い」と言われることがありました。しかし、面会は両親との愛着を形成し、絆をつくる大切な場となります。両親とYちゃんがふれあうことは安寧につながることを伝え、必ず看護師がそばで看守ることを説明し、不安なくYちゃんと笑顔でふれあう時間を過ごすことができていました。

こうしているうちに、Yちゃんの激しい動作は徐々に落ち着き、穏やかに過ごす時間が長く見られるようになりました。その結果、抑制をする時間は大幅に減少しました。

事例からの学び

安静が必要な療養生活の中で、成長発達を促すための看護について深く考える機会となり、相手に寄り添うことの大切さをさらに強く刻むことができました。安全を守るためや危険回避のためのかかわりではなく、相手が安心して療養できる援助について追求し尽くすことが、私たち看護師の役割であると改めて感じました。

後に語った母親の言葉が今でも心に残ります。様々なケアの引き出しをもつと同時に、相手の歩みに叶ったケアを選択すること、そして治療に伴う弊害が最小限となる努力をしていきたいと思いました。

おわりに

人は唯一無二の人生を歩み、その道筋や背景、内面の思いはその人固有のものです。今回、看護スタッフの抑制を減少させる活動の経緯を振り返ってみて思うことは、万人を型にはめるような指標やチェック表では、深い評価をしきれていないことに気づいたことです。チェック表に掲げられている抽象的なケア項目には、その方の固有の背景に適応したケアまでは書かれていないからです。深く適切な評価をするには、その方の歩みを理解し、看護師に何ができるのかを考えることが必要です。その寄り添う姿勢が相手の尊厳を見出すことにつながると実感しました。

抑制しない看護は、「抑制をするか・しないか」の検討ではありません。まずは患者の内面に目を向けた看護を行ってみることから始まるのだと思います。そして、「『観る』から『看る』ケアへ」、患者のそばで何ができるかを探求し続けていく姿勢が大切であると考えます。

(辻 千芽、中尾弥生、瀬戸乃扶子、松本亜矢子、中西悦子)

Part 3 　産婦人科、乳腺科

7 抑制への理解を深めたことでできたこと
患者の行動からその人の思いを知る

はじめに

　東病棟5階は産婦人科、乳腺科の女性病棟で、そのほとんどががん患者となっています。診療科の特徴から、いわゆる後方支援となる病院が少なく、患者は疾患の診断を受ける時期から人生の最終段階となるまでの長い期間、当院で医療を受けることとなります。私たちはがん患者の揺れ動く思いや迷いに寄り添い、患者の大切にしているものをいっしょに大切にしていけるような看護提供ができる病棟となることを目標に日々取り組んできました。その中で、「できる限り最後まで排泄は自分でしたい」と望まれる患者には、最期を迎える2日前まで膀胱留置カテーテルは挿入せずにトイレ歩行できるよう支えたり、エアマットを嫌う患者には、本人と相談しながら2時間以内での体位交換を行うことで褥瘡の発生や悪化を防いだ事例などを積み重ねてきました。

　子宮・卵巣がん、乳がん共に肝転移や脳転移が多く、がんせん妄という考え方を知る以前は、当病棟では病状の進行により患者が不穏状態となることを「仕方がないこと」ととらえる傾向が強くありました。そのような患者にはとにかく危険がないようにと考え、頻回に訪室し、傍らにはいましたが、動こうとする患者に動かないように制止し、転倒・転落やルートトラブルを防ごうという看護を行っていました。そのため、抑制帯やミトンはもともと存在せず、身体抑制という行為は選ばない病棟ではありましたが、監視モニタや離床センサーマットは医師の指示があれば使用し、これらを抑制と認識できていませんでした。

　2015年度からせん妄への取り組みを始めるにあたり、私たちはまず、本当の意味で「抑制」のない病棟といえるのか、「抑制」という言葉のもつ意味を調べ直しました。「抑制」という言葉には「行動だけでなく、感情や欲求をも抑え留めること」という意味があることを学び、不穏状態となった患者への日々の看護を振り返り、危険予防の看護が患者にとっての「抑制」となっていないか、検討を繰り返しました。

　病棟目標の一つを「病棟の特徴をとらえた効果的なせん妄予防ケアを見出す」として、せん妄様症状が見られた患者の前駆症状を分析しました。がんや手術による痛み、ぐっすり眠れない、便秘や下痢・尿閉や尿漏れなど排泄での

不快感、入院生活やがんと共に生きていくことへの不安やとまどいを軽減するケアがせん妄を予防するケアとして大切なことがわかりました。患者がいつもと違うと感じたときには、これらのことが整っているのかという視点でケアを実施していきました。

2016年度は、その人にとって快適な療養環境を提供することで、患者の苦痛を軽減し、せん妄を予防することを目標として活動しました。入院前から患者・家族にせん妄症状について説明したり、患者の好きな物や写真などを持参してもらい、その人らしい環境を提供するように努めています。2017年度は、患者自身が望ましい在り方に向かっていくための療養環境を整えることができることを目標に、患者の家族背景や生活スタイル、仕事内容、これまでの疾患の経過など様々な視点から患者をアセスメントし、患者の思いを大切にすることの意味を深めようと取り組んでいます。

また日々のカンファレンスでは、せん妄症状を発症する前から看護師間で情報を提供し合い、せん妄予防のための対応をタイムリーに話し合えるようになってきています。

今回、私たちがせん妄症状を「仕方がないこと」から、「看護の力で改善できるもの」であると認識を改めるきっかけとなった事例について、振り返りたいと思います。

事例紹介

Mさん、女性、80歳代。進行卵巣がん。家族は夫と息子2人。

Mさん夫婦は県外在住でしたが、夫が当院で手術・治療を受けるため、金沢に住む長男のところへ来ていました。夫は車いすでの生活であったため、Mさんが日常生活の介護をしていました。そのような中、不正出血と下腹部痛を自覚し受診したところ、卵巣がんの診断を受け、手術目的で当院に入院となりました。

4月より入院にて術前化学療法を開始しました。Mさんには年齢相応に軽度のもの忘れがあり、医師や看護師からの説明を覚えていないことや、手術に対して前向きな発言をする日と拒否的な発言をする日があり、揺れ動いている状況でした。

医療者からの声かけが少ないと不安を感じ、副作用症状の出現時に身体的苦痛を何度も訴える様子が見られましたが、痛みや不眠に対しては、薬物よりも看護師が傍らに寄り添って話を聞き、タッチングを繰り返す中で落ち着きを取り戻していました。手術に関する説明を医師から聞き、同意書にサインした翌日も、「昨日は何も考えずにサインしてしまったけど、部屋でゆっくり説明用紙を見たら、恐ろしいことばかり書いてあって。手術するにしても、しないにしても、1週間は考えさせてほしい」との申し出がありました。しかし、看護師が傍らに寄り添い、家族とゆっくり話し合える時間をつくることで、手術を受け入れることができました。

看護の実際

術前カンファレンスと看護の実際

　Mさんは7月に予定どおりに手術施行となりました。術前のカンファレンスで、看護師はMさんが術後せん妄のハイリスクであるとアセスメントしました。術後にICU入室となることが決まっていたので、術前にICU訪問を行い、Mさんが術後の状態をイメージできるようにかかわりました。言動や行動、せん妄の前駆症状の有無などについて注意深く観察し、Mさんが納得できるように説明を繰り返すこと、Mさんが安心して過ごせる療養環境を整えることを看護計画として立案しました。

　手術当日、ICU入室後もMさんの状態は安定しており、翌日には予定どおり当病棟へ転入となりました。術前に、術後は重症個室へ転室することを説明してありましたが、転入直後、病室に入ると「何、この部屋？ こんな部屋に一人でいたくないわ。私がいないところで部屋が変わるなんてひどいじゃない。荷物まで勝手に移動したの？ そんなひどいことされるなんて……」と声を荒らげられ、「創のところも開いてるんじゃないの？ 先生に診に来てもらわないと困ります」と言って創部の保護テープを剥がしてしまい、混乱状態となりました。

術後カンファレンスと看護の実際

　上記のことがあった後、看護カンファレンスを行い、Mさんのせん妄の原因や対応について検討しました。Mさんがなぜせん妄を発症したかについて考え、これまでのMさんの言動から本人の特徴を踏まえて、本人の思いを十分にくみ取ることができていないのではないか、と話し合いました。術前に何度も説明し、本人も理解していたにもかかわらず、つじつまの合わない言動をするMさんに対して、看護師はその症状のみにとらわれていました。しかしMさんにとってはせん妄は不安や疑問の表れであり、自分の伝えようとしていることが看護師に理解してもらえず、何とかしなくてはと思い、行ったことではないかと考えました。これはストーリー性があり、理にかなったものであることにも気づきました。

　また、Mさんは術前、病気の進行度や予後に対する不安、化学療法による副作用症状や手術への不安に加え、術後の身体的変化や環境変化に対する不安など、多くの不安を抱えていました。不安はせん妄発症の危険因子としてあげられています。そこで私たちは、安心感を与えられるケアを行うことでMさんの不安を軽減し、それがせん妄症状そのものの改善にもつながるのではないか、と考えました。術前から看護師とのかかわりを通して安心感を得ていたという本人の特徴も踏まえ、私たちは看護の方向性を、①患者の安全確保を第一に優先する、②患者と密にかかわることで不安を軽減する、としました。

　安全の確保として、ベッド位置の調整やルート類の整理などルートトラブルや転倒・転落の危険防止対策、手術前の本人の生活状況に近づけるための光や

音に対する対応、慣れ親しんだ物の配置など療養環境の整備を実施しました。不安の軽減に対しては、術前からのMさんの身体的・精神的・社会的側面からのアセスメントを踏まえ、特に以下の3点について意識した行動をとることを看護師間で共有しました。

　1つめは、目線を合わせ、タッチングを行うことです。Mさんは看護師との密なかかわりを求めているため、声かけやバイタルサイン測定時にもMさんの身体に触れ、温もりを伝えるようにかかわりました。

　2つめは、症状だけに目を向けるのではなく、Mさんの行動の根底にあるものは何かについて考えることです。「創部の保護テープを剥がすなんて」「せん妄だから」と一方的にとらえるのではなく、「創部が開いているのではないかという不安からの行動なのだ」と理解すれば、いっしょに創部を確認する、医師への診察を依頼する、などの看護師の行為につながり、本人もいっしょに確認することで不安が解消されます。

　3つめは、Mさんに起こっていることを、わかりやすく、繰り返し伝えることです。Mさんが自身の身体に起こっていることを理解できれば、不安の解消と共に危険行動の予防ができます。繰り返すことで看護師が密にかかわることとなり、本人の満足感にもつながりました。

　これらのケアに加えて、日常的な会話の中からMさんの不安な思いを引き出し、看護師が気にかけていることを伝えていきました。具体的には、訪室するごとに「今日の体調はどうですか？ 何か心配なことや気にかかることはありますか？」と尋ねることを徹底しました。また、本人の了承を得て、個室の扉を10cmほど開けておき、当日の担当以外の看護師も部屋の前を通るたびにMさんの状態の観察と挨拶を繰り返しました。監視モニタでの確認と違い、Mさんに看護師が看守っていることを直接伝えることで、本人が「気にかけてもらっている」と感じられるようにかかわりました。ケアの実施と共に、毎日のカンファレンス時にMさんの反応や状態変化を看護師間で共有し、すべての看護師が同じように実施できるよう徹底しました。

　せん妄発症当日は30分から1時間ごとに訪室し、疼痛緩和や排泄援助を行いました。するとMさんの易怒的な言動は見られなくなり、廊下からの声かけに手を振り、笑顔で応える姿が見られ、「気にかけてくれてありがとう」「あのときはバカなことをしてしまった」と自身を振り返る様子がうかがえるなど、せん妄症状は改善していきました。

　術後3日目に腹腔内に出血を確認し、止血のため再度手術となりました。今回はそのまま病棟管理となり、術後管理と共に安心感を与えられるケアを継続したところ、再手術後はせん妄の発症なく経過しました。Mさんはその後、追加治療として化学療法のために入退院を繰り返しましたが、せん妄の発症はなく治療を完遂しました。

事例からの学び

　がん患者と向き合い看護する中で、その人の思いに寄り添いたい、病気と共

に生きる患者の力になりたいと思いながら、私たちは看護を行っています。しかしせん妄の患者に対しては、その人の思いよりも、症状、ルートトラブルや転倒・転落の予防に目を向けがちであり、「その人がなぜそのような行動をとるのか」という本人の思いに目を向けた看護ができていなかったと考えます。

今回の事例を経験したことで、その人の思いに寄り添う看護の力によって、せん妄症状を改善できるのだということを学びました。また、看護は患者の反応を直接、五感を通して知るからこそ力を発揮できるものであり、監視モニタやセンサーマットではできない看護の看守りの効果も実感できました。

おわりに

現代では、日本人の2人に1人はがんになり、3人に1人はがんで死亡しているといわれています。当病棟が対象としている産婦人科や乳腺科のがん患者は、若年化と超高齢化が進んでおり、80歳代・90歳代であっても手術や化学療法などの治療法を選択される方が増えてきています。認知症を合併する患者も年々増加の傾向にあり、その人がそれまでの人生をどのように歩んできたのか、何を大切にし、どうありたいと思っておられるのかを、私たち看護師がどのようにして理解するか、わかりたいと思うかが、今後の課題です。

患者の思いを知るためには、患者その人に興味をもつことが大切です。「興味」という言葉には、対象に対して特別の関心・注意を向けるという意味があり、患者が何を大切にこれまでの人生を歩んできたかを理解しようとする姿勢が、その人らしさを重視した看護の第一歩であると考えます。

また、何をすることが「患者に寄り添う看護」なのかについても考えていかなければなりません。目標を言葉として患者と共有するだけでなく、その言葉一つひとつが患者にとってどういう意味をもっているのかを共有する必要があります。例えば、「苦痛なく過ごせる」ことを目標とする場合、患者にとっての「苦痛」とは何を表しているのかを知ることが大切です。単純に疼痛スケールで評価できる痛みだけでなく、夜眠れないことや食事ができないこと、家族と遠く離れているさびしさなどを意味する場合もあります。患者と看護師がその言葉に同じイメージを描けることが、「患者に寄り添う看護」には重要です。

患者にとって行動の制限だけでなく、感情や欲求を押さえつけられることも抑制となります。私たち看護師は、患者がそのような行動をとることの意図を探り、患者の言葉を本当の意味で理解して看護を提供していかなければなりません。このように言葉にすると当たり前のことになりますが、事例を重ねる中で、その言葉の本質をつかめてきたようにも思っています。これからも一つひとつの事例を大切に、よりよい看護を追求していきたいです。

(岩村友恵、大田黒一美)

患者さんからの手紙

NICUの皆さまへ

〇月から〇月末の約3か月間、〇〇がお世話になりました。〇〇だけでなく、私も大変お世話になりました。
どんだけ、どんだけ支えてもらったことか…。感謝しきれません。
〇〇が生まれてすぐの私は、毎日毎日どう過ごしたらいいものなのか分からず、ただただ苦しくて、ひたすら泣いていました。〇〇に会いに来ては胸が苦しくて、ひたすら泣いていました。〇〇に会いに来ては胸が痛くて、どうしてこんな姿で、どうして元気に産んであげられなかったのか…毎日ごめんねと心で叫んでいました。
頭の上から足の指先まで、全身に奇形や障害、重い病気を持たせてしまった。ましてや長く生きる事ができない。自分達のせいでこんなに苦しい命を作ってしまった…。申し訳なくて、本当に苦しかった。でも、数々の山を一生懸命乗り越える〇〇。なんて強い子だろうと思う様になり、1日1日〇〇がどんどん可愛く、愛しくなってきました。
これもNICUの皆さんが支えて下さったおかげです。
グーのおててや、まだまだ細い手足からも力強さを感じ、小さなお口や小さな泣き声、なかなかほほ笑むことはないけどかわいいくりくりお目目で私をじーっと見つめてくれる姿が本当にかわいくて、愛しくてたまりません。ただ、長くは生きることが難しい…。
この現実がどうしてもついて来るのが歯痒くて、とてつもなく辛いです。
でも、辛いだけではなく、だからこそ〇〇の人生を最高にしてあげたい！
パパとママから溺愛され、兄からもみくちゃにされながらも可愛がってもらい、たくさんの幸せに触れさせたい！今は強くそう思っています。
いつかは"その時"が来るのかもしれません。その時、〇〇ちゃんが「幸せだったぁ…」と思えるくらいの愛情を注いでいこうと思っています。
1日1日を大切に。1日1日をSPECIALに！家族みんなで、〇〇ちゃんの大切な尊い命に寄り添って頑張っていこうと思います。
ただ、18トリソミーなんて、なくなってしまえばいいのに！と思ってしまいますけどね。
3か月の間、本当にありがとうございました。
〇〇師長さん始め、NICUのスタッフのみなさんにたくさんの愛情を注いでもらい、〇〇ちゃんもすっごく幸せだったと思います。本当にありがとうございました。

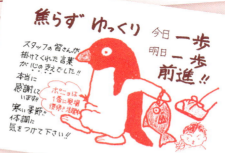

Part 3 〔新生児治療回復室(GCU)〕

幼児期の子どもの成長を育くむミトン外し

はじめに

　近年、新生児医療の進歩により生命予後は改善され、人工呼吸器など高度医療を常時必要とする重症児が増加しています。そのため新生児集中治療室の後方支援病床である新生児治療回復室(GCU)においても、医療依存度の高い長期入院児が増加傾向にあります。医療依存度の高い子どもは、複数のチューブ管理を必要とする場合がほとんどであり、安全性に重点が置かれ、抑制により活動が制限されている現状があります。

　今回、長期にわたり創管理や複数のチューブ管理が必要なことにより、両上肢を抑制した状態で過ごしていた子どもの事例を経験しました。どれも生命に影響を与えるチューブであるため、医療者・家族双方が、安全のために抑制することは仕方がないと考えていました。しかし、抑制された状態は子どもの活動を制限しており、子どもらしい生活が守られていないとも感じていました。

　このような状況の中、子どもに寄り添うことで、子どもの活動や発達の様子を観察し、子どものあるべき姿を考え、段階的に抑制を解除することができました。

事例紹介

　Uちゃん、1歳8か月。十二指腸閉鎖、多発奇形、難聴、視野障害。

　出生後、十二指腸閉鎖の手術を行い、その後は創部縫合離開を繰り返していました。創部離開のため術創部はガーゼ保護を行っていましたが、創部からの滲出液のため周囲の皮膚には発赤やびらんが見られていました。また、重度の胃食道逆流のため、中心静脈栄養とEDチューブからの24時間持続栄養注入を必要とし、嘔吐による誤嚥予防のため胃瘻より持続ドレナージを施行していました。呼吸は、気管切開して人工呼吸器で管理していました。挿入しているチューブ類はCV、ED、胃瘻、気管チューブの4種類で、自己抜去による再挿入はUちゃんにとって侵襲が非常に大きくなることが予測されました。

　成長発達レベルは、運動面は定頸し寝返りができ、仰臥位で足などを使って

ベッド上を自由に移動することができました。手指は、物を握ることはできますが、意図的につかむことはできませんでした（生後6か月程度の発達）。情緒面は、早期出生による未熟性、難聴、視野障害による発達の遅れがありました。さらに、仰臥位で過ごすことが多く、刺激の少ない環境のため、表情が乏しく、周囲に興味をもつ・他者と交流するなどの社会性の発達が特に遅れている状態でした。

看護の実際

　Uちゃんは、体動等によるチューブ類の計画外抜去のリスクが高く、術創部の安静も必要であったため、看護師や家族が傍らにいるとき以外はやむを得ず両上肢を抑制していました。抑制により、上肢だけでなく体幹の動きが制限されている状況でした。

　術創部の改善傾向が見られ、離開リスクが低くなったのを機に、抑制の解除について倫理カンファレンスを行い、チューブ類の計画外抜去のリスクの検討を行いました。カンファレンスでは、抑制を解除することで、Uちゃんがベッド上を移動し、チューブが引っ張られることによる抜去のリスク、および手で直接チューブを握って引っ張ることによる抜去のリスクが考えられました。これらのリスクに対して、まずは開放型ミトンを使用することで上肢抑制を解除することを目標としました。

　開放型ミトンとはメガホン型のミトンで、メガホンの長径が手掌より長く、物に触れることができない形状のため、チューブ類を握ったり引っ張ったりできないようになっています。しかし、ミトンの先端が開放されているため手指の動きは制限されず、玩具を渡すと握って遊ぶことができます。開放型ミトンは、家族と相談して作成しました。開放型ミトンの導入による上肢の活動性の変化を図3-8-1に示します。

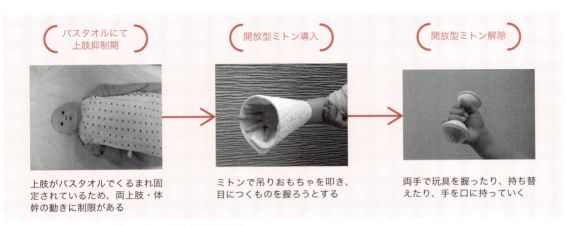

図3-8-1　開放型ミトン導入による上肢活動性の変化

上肢抑制解除期（開放型ミトン導入）

　Uちゃんのベッド上での移動と上肢の動きによるチューブ抜去リスクに対して、まずスタイ（よだれかけ）などの衣類でチューブ類を覆い隠し、Uちゃんが触れないようにしました。またUちゃんの動きによってチューブが引っ張られても抜けないように、チューブの固定方法と固定部位の検討をしました。さらにUちゃんは、テープの長期使用に加え、EDチューブや胃瘻周囲からの排液漏れがあったため、挿入部位の皮膚損傷が広範囲にあり、チューブ固定が難しい状況でした。そのため、皮膚・排泄ケア認定看護師に介入を依頼し、皮膚保護方法の検討を行いました。

　開放型ミトン導入後は、Uちゃんの手や腕がどんなときにどのように動くのかなどの観察を行いました。観察により、手を前方や左右側方にもっていくことが多い、手を上方にもっていくことは少ない、衣類の上からチューブ挿入部位を触る、という特徴がつかめました。この観察から、上肢の動きでチューブが引っ張られないように、胃瘻・点滴・EDチューブを整理して衣類の中に通し、首から頭側に出るようにしました。また、体幹の動きが激しくなることで、気管チューブの固定紐のマジックテープが緩むこともわかり、固定方法の確認と呼吸器の回路の長さについて繰り返し検討しました。さらに、機嫌がよいときは、チューブ刺入部位に手をもっていくことや、チューブ抜去の危険を感じる体動などの行動が少ないことも明らかになりました。これらのケアを行うことで、開放型ミトン導入後、Uちゃんの活動が活発になったことによるチューブトラブルは発生しませんでした。

　開放型ミトン導入後、Uちゃんは、ベッド上を自由に移動し、寝返りもスムーズに行えるようになりました。上肢が自由に動かせることで、ミトンで吊りおもちゃを叩いて遊ぶ姿が見られました。また、目につくものを握ろうとする手指の動きが見られました。しかし、開放型ミトンではつかみたいものをつかむことができないため、看護師が玩具を握らせる必要がありました。両手で握ったり、持ち替えたりすることもできず、手を口へ持っていく等、子どもが当たり前にしていることができないことに気づきました。

開放型ミトン解除期

　開放型ミトンの使用でUちゃんの安全は守られ、家族は自由に動いているUちゃんを見て喜んでいるようでした。また、看護師もできることが増えていくUちゃんを看て、成長を感じていました。しかし、Uちゃんの遊びが拡大されていく一方で、手を使って自由に遊べていない状態に看護師はジレンマを感じていました。Uちゃんの安全を守ることはもちろん重要ですが、ミトンを外し、より子どもらしい生活を送ってほしいと思うようになり、次に開放型ミトンの解除に向けて取り組みました。

　まず、Uちゃんが開放型ミトンを外した状態でどのような動きをするのかを、傍らに付き添い観察しました。観察を継続する中で、機嫌がよいときに危険行動が少ない理由として、遊びや周囲への関心・興味によりチューブ類に

対する関心がそれていることがわかりました。そこで、Uちゃんが機嫌よく、遊びや周囲への関心・興味をもって過ごすためのケアとして、Uちゃんの不快について考えました。要因として、テープ貼付部位のかゆみや痛みなど局所の不快症状と、体熱感や呼吸症状、腹部膨満などの身体の不快症状が考えられました。テープ貼付部位の皮膚症状に対しては、すでに皮膚・排泄ケア認定看護師の介入を開始していました。他の不快症状に対しても、クーリングや気管内吸引、浣腸等のケアを実施していました。

　しかしこれらのケアは、Uちゃんの不快が行動として現れてから看護師が対処していることがほとんどであり、ミトンを解除するためには不快が行動として現れる前に、先回りしてケアを提供する必要があると考えました。観察から把握したUちゃんの不快となる症状すべてがチューブ抜去のリスク要因ととらえて、Uちゃんにとっての不快症状とそのケアについてカンファレンスを行い、スタッフが同じ視点で不快症状に対して予防的なケアや早期対処を行うことができるようにしました。

抑制をしないためのケア介入期

　段階的に取り組み、開放型ミトンを解除することができました。しかし、解除を日常的に実施するまでには至っていませんでした。そこで、Uちゃんは遊びや周囲への関心・興味によりチューブ類に対する関心がそれることから、楽しいと感じる時間を増やし、成長発達につながるケアを考えました。

　まず、成長発達の評価を、医師や理学療法士と共に行いました。そして、玩具を、見るものから握るもの、つかむものへとUちゃんの成長に合わせて変化させることで、Uちゃんが飽きないようにしました。また、Uちゃんの関心・興味が玩具や周囲にいくように、スタッフが代わる代わる話しかけ、タッチングなどの刺激のあるかかわりのケアを増やしました。そのかかわりにより、Uちゃんが機嫌よく遊ぶ時間を増やすことができ、さらに、Uちゃんの指の巧緻性を高め、遊びを拡大することにつながりました。

　次に、Uちゃんが座位で過ごす時間を設けることにしました。座位で過ごすことで臥位中心の生活に比べて視野が広がり、周囲の様子に興味をもつことができることと、遊びの拡大が期待できました。座位を取り入れるために、まずは腹臥位練習を開始し、その後リクライニング式のベビーチェアで座位練習を始めました。そして、座位保持能力の向上のため、Uちゃんのお気に入りの玩具・遊びを見つけ、遊びやすい位置に配置し、意図的に声かけなどを増やして、座位でいる時間を楽しく過ごせるようにしました。これらの取り組みにより、座位時間が延長し、ベビーカーでのフロア内の散歩や外気浴など、活動範囲の広がりにつなげることができました。

　看護師が、Uちゃんが楽しく過ごせるようにケアを行うことは、Uちゃんのベッドサイドへ行く機会を増やし、それが同時に不快症状への予防的ケアや安全の確認となり、結果的に開放型ミトンの解除につなげることができました。そして、Uちゃんの成長・発達のケアも同時に行うことができました。

　開放型ミトン解除の取り組み後のチューブトラブルは1件でした。ミトン

解除後、Uちゃんには喜びの感情の表出が多く見られるようになり、家族からは「できることが増えてきたのでうれしい」という、子どもの成長を喜ぶ発言が聞かれました。

　これらの取り組みを行えたのは、新生児治療回復室がオープンスペースであり、常に観察が可能であったことも大きな要因ですが、スタッフ全員が「Uちゃんの抑制を解除し、自由に活動してほしい。子どもらしく過ごしてほしい」と思う気持ちになったからだと考えます。

事例からの学び

　今回の取り組みからの一番の学びは、チューブ抜去に対して、看護師が過度な不安を抱えていたことへの気づきでした。私たちは、子どもに「安全のため」という理由で抑制を行い、子どものできることを奪い、子どもらしい生活を妨げていたことを改めて認識しました。

　子どもは、自分の症状や思いなどを自らの言葉で語ることはできません。そのため、看護師は子どもに寄り添い、観察し、アセスメントすることで、思いをくみ取ったケアにつなげることができるのだと感じました。その子どもに寄り添ったケアを行うためには、子どもの表情や声からも子どもの思いを聴き、感じ取れるきめ細やかさが必要であり、それが先回りのケアを可能とし、抑制しない看護につながっていくのだと思いました。

　また子どもには、成長発達の側面からも、抑制を行わず、できることを増やしていくケアが重要であることも学びました。

おわりに

　子どもにとって「入院」は制限された環境であり、生活そのものです。その中で自由に活動し、遊べる環境を提供し、子どもの成長発達を促すことは、私たち看護師の役割でもあります。私たちのかかわりが子どもの将来に大きな影響を与え得るということを念頭に置き、日々の看護を考える必要があります。そこに抑制しない看護の取り組みは、なくてはならないものであると確認することができました。

（西田牧子、道端むつ子、小川外志江）

Part 3 ［血液内科、呼吸器内科］

9 傍らに寄り添う看護を支えるチームワーク

はじめに

　東病棟6階は血液内科23床、呼吸器内科25床の計48床を有する血液内科と呼吸器内科の混合病棟です。48床のうち、準無菌室は個室5床、多床室8床の計13床を有しています。高度急性期病院として、北陸3県で初の認定造血細胞移植コーディネーターが当病棟から誕生し、身体面だけでなく精神面や社会面において倫理4原則に沿った支援がドナーと患者双方に行われるようになりました。呼吸器内科においては、遺伝子検査からオーダーメイドの分子標的薬による治療が増え、投与方法や手順が複雑化しています。

　病床稼働率は90％を超え、人生の最終段階にある患者が多いという特徴があります。治療優先、特に注射業務が多いこと、また脳リンパ腫や肺がんによる脳転移の患者が多いため転倒予防の必要性が高いことなどから、安全確保に努める反面、看護本来のその人らしさを重視した観察やケアの優先を目指しています。看護スタッフの構成は、育児短時間勤務者4名、看護補助者2名を含む37名です。

　当病棟では抑制をしない看護の取り組みは2014年から始まりましたが、脳リンパ腫や肺がんから脳転移をきたし、化学療法中に自己抜針の危険性が高い場合や栄養チューブを自己抜去する場合、病棟から離れて別の場所へ無断で移動される場合に、ミトンや離床センサーマットを使用していました。

　2015年より本格的に抑制しない臨床の場の定着を目指し、この年の病棟目標を

「臥床がちな患者のせん妄予防ケアについて実践し、せん妄発症を減少させる」
①1日1回、端座位や車いす移乗を毎日行う
②患者の体調変化が生じている場合、安静度の範囲内でヘッドアップを行い、患者の療養生活に変化をつける

と掲げ、病棟全体で取り組みました。

　2016年に、さらに抑制しない臨床の場についての取り組みを工夫し、「身体抑制、監視モニタの使用、センサーマットの使用を規定に沿って使用する中で、24時間必要時、倫理的視点で話し合い、抑制という手段を用いることを減らす」を目標としました。検討することなく使用していたミトンや監視モニ

タ、センサーマットの使用について、「患者に苦痛を与えるだけで、状況は何も改善しないのではないか」とカンファレンスの場で意見があがりました。また、転倒件数が減少しない点にも疑問をもち始めました。そこでスタッフ間の情報共有を密にし、担当以外のスタッフもせん妄を発症している患者のベッドサイドで腰を落ち着かせてゆっくりかかわるなど、別の方法を実践しました。

「患者さんにとっての最善は何か？ 看護とは何か？」を部署全体で真剣に考えた2年間でした。患者に寄り添う気持ちよりも、センサーマットのコールが鳴るたびに走って患者の部屋に向かい、安全確認をして患者に背を向け、別の業務を行うなど、落ち着かない看護が続いていました。患者のベッドサイドに寄り添うきっかけとなったのは、看護部の研修で北海道医療大学名誉教授の石垣靖子先生がお話しくださった「"Patient"でなく"Person"として接する大切さ」や、ユマニチュードの優しさを伝える技術でした。

2015年、2016年と当院全体で患者に寄り添う看護が行われ始めようとしていく中、当病棟において2016年にせん妄様症状で看守りを行った患者は11名でした。せん妄様症状の主なものとしては、「天井に何か見えて怖い」「眠っていられない。ずっと起きて座っている」「ここはどこですか？ 今から家に帰ってもいいですか？」などと言ってベッドから離れようとされる方が多かったのですが、これらは脳転移や脳リンパ腫といった疾患が原因となっているものがほとんどでした。私たち看護師は、以前はこのような状況に対して、「時間が解決してくれる」「仕方がない」などと状況に受け身で、あきらめの気持ちが混在していました。2017年は4月に2名、せん妄を発症した患者がいましたが、1〜2日で落ち着かれ、以後は看守りの必要なせん妄を発症した患者はいません。

患者が穏やかに入院されている背景として、「抑制をしない臨床の場」、つまり抑制以外に看護の力を結集する別の手段がスタッフに浸透したことがあると考えます。夜間に眠れない場合はいっしょに車いすで散歩したり、患者の足をさすったり、手を握ったりする場面が増えました。声かけも、「○○さん、眠れなくてつらいですね。今後のことを考えるとつらいのですね」など、患者の思いに寄り添うものに変化しました。2017年に配属になった新人看護師は、抑制帯やセンサーマット、監視モニタの存在は知らず、患者のベッドサイドにすぐに向かいます。

このように看護が変化した2016年に出会った患者の中で、スタッフ全員が一番印象に残っていると答えた方に行ったケアについて、以下に振り返ります。ここで紹介したようなケアを継続して行うようになったことが、現在せん妄を発症した患者がいない現状につながっていると考えています。

事例紹介

　Xさん、男性、69歳。一人暮らし、現在は無職(以前は漁業や建設業の職に就いていた)。キーパーソンは弟。
　腰痛のため自宅近くの総合病院を受診し、右肺腺がんStage IV、第2腰椎

骨転移、肝転移と診断され、X月Y日に精密検査目的で当院の呼吸器外科に転院されました。前医から骨転移のため医療用麻薬が処方されていましたが、2～3時間で疼痛が増強し、トイレまで伝い歩きでかろうじて移動できる状況でした。自宅でも腰痛がありましたが、痛みのないときを見計らって、友人と船に乗って海釣りに行くこともありました。食事は自分でつくっていましたが、自宅で転倒することもありました。

看護の実際

痛みへの対応

　転院後9日目、放射線治療が開始するのに伴い、Xさんは外科病棟から当病棟に転棟となりました。Xさんの痛みが軽減し、安心して入院生活が送れるように、日々のカンファレンスで看護チームとしてケアの内容を繰り返し検討しました。

　痛みの体験が続いているXさんの痛覚過敏や不安につながらないように、痛みは限局的なのか・全体的なのか、痛みの始まりはいつからなのか、頻度はどのくらいか、間欠的であるのか・持続的であるのか、どのような感じの痛みなのか、痛みの強さはNRSの11段階のうちどの程度か[*1]、痛みに影響している原因は何か、痛みがどのように生活に影響を及ぼしているのか等を観察し、レスキューを早めに使用することをケアとして実施していくことにしました。

　転棟後4日目の夜中1時、Xさんが急に「痛い、痛い」と強く訴えたため、痛みの緩和をはかるためにレスキューを使用しました。鎮痛薬が効くまで看護師が傍らにいて、マッサージやタッチング、温罨法などのリラクセーションを行いました。

　強い痛みのため、Xさんはベッドから降りたり、床に座ってみたりと、じっとしていられませんでした。Xさんのふらつきが強いため、看護師は転倒・転落防止に向けてベッドの高さを低くし、つまずかないようにベッド周囲を整頓しました。

　Xさんの痛みが軽減したとき、夜勤者4名で、痛みの緩和にはほかにどのようなケアを行えばよいのかを検討しました。Xさんは何気ない日常の話をすると落ち着いていたという情報から、傾聴や共感の姿勢で接し、表情の変化を読み取りながら、会話によるリラックス効果を目的としたケアを実践しました。痛みが落ち着いてきた際に、「魚釣っとったんや。うまい魚を食べたいな。演歌も好きなんや」とご自身の趣味の話をされ、会話が弾むことも増えてきました。また、Xさんは端座位になることが多かったので、枕を用いて体勢が崩れない安楽なポジショニングの工夫をしました。夜間照明はダウンライトを利用し、Xさんの好みの明るさにするなど、環境調整も行いました。

せん妄症状を改善させるための入院生活の整え

　転棟後3日目に、1～2時間突然興奮したかと思うと、その後1～2時間は

*1　p.84 *2参照。

＊2 セロトニン・ドパミン拮抗薬（SDA）の非定型抗精神病薬。中枢神経系に作用するドパミンやセロトニンの機能を調節することで、不安感や緊張感、意欲の低下などの症状を改善する。せん妄症状の改善の目的で使用される。

静かに過ごすといった行動が繰り返し見られたため、医師に相談し、精神科を受診しました。せん妄症状が見られるという精神科医師の診断で、眠前にリスペリドン内服＊2が開始となりました。

カンファレンスで、せん妄症状は腰痛や便秘による腹痛が促進因子となって起きているのではないか、と話し合いました。そこで、眠前のリスペリドンの内服に加え、鎮痛薬であるプレガバリンの内服を開始しました。そして、便秘も痛みにつながるため注意をしていくと同時に、Xさんが興奮しているときはありのままを受け止め、傍らに寄り添い、優しい声かけを心がけました。

その後もXさんに夜間の混乱は若干見られましたが、入院生活の様子は落ち着いてきました。「お風呂でさっぱりしたいわ」と話されたため、リフトバスを週3回計画し、実施しました。「あー、やっぱり風呂は気持ちいいわー。身体が本当に楽になる」と満足された表情でした。

しばらくして、Xさんは自宅近くの総合病院への転院を希望されました。せん妄症状は3週間で落ち着きました。

便秘への対応

Xさんは麻薬の使用に伴う腸蠕動不全により、5日ごとの排便となっており、腹部膨満や便意が生じたときに起こる腸蠕動による痛みが生じていました。腹痛による苦痛や不安があったため、看護師は排便コントロールについて毎日申し送りを行い、下腹部の温罨法やリフトバスなどで全身を温め、Xさんがリラックスするケアを取り入れました。

食事に関しては、Xさんの食事の好みを聞き、おにぎり食から全粥に変更しました。腹痛が治まると元に戻すなど、腹部の状況に合わせて細かく食事の変更をしたり、朝に冷水を飲むことで自然な形での腸蠕動を促しました。

このような対応により、1〜2日ごとに排便が見られるようになり、腹痛もなくなりました。

自宅近くに転院したXさんの家族の言葉

今回の事例執筆にあたり、Xさんの兄弟に連絡をさせていただきました。突然の連絡でとまどわれるのではないかと思いましたが、「久しぶりです。その節はお世話になりました」と快活な返事がありました。その後、「実は転院した後、大変でした。2〜3日してからそわそわしはじめ、向こうの病院でミトンをはめたり、縛られたりしていました。でも思うんです。押さえつければ押さえつけるほど、兄貴はどんどんエスカレートして、本当に抜け殻のようになってしまったなって。かわいそうなことをしました。看護師さんにも本当に迷惑をかけました」と話し、最後は元気のない声となっていました。

Xさんの兄弟と話しながら、「身体抑制はしてはいけない」という気持ちがますますわいてきました。患者本人が亡くなられた後でも「かわいそうなことをした」という印象が残っているという家族の声を実際に聴いて、衝撃を受け、重く胸にのしかかりました。

事例からの学び

　ベッドサイドでXさんの傍らに寄り添い、カンファレンスで日々どのようなケアをしたら安楽になるのだろうと検討を重ねました。マッサージやタッチング、温罨法を用いた痛みへの対応、傍らにいて患者の表情の変化を見ながら行う何気ない日常会話、リフトバスを中心とした気持ちがよいと感じるケア、下腹部の温罨法や消化のよい食事への変更といった便秘へのケア、これらの一連のケアが途切れないようにかかわった結果、興奮していたXさんが穏やかに過ごされるようになり、せん妄状態の改善へとつながりました。

　以前は、落ち着かない患者には行動を制止し、センサーマットで危険行動をキャッチしていました。今回の事例から、患者が安楽に過ごせる看護ケアについて、その時間に勤務するチーム全員で共有し、カンファレンスでスタッフが意見を出し合って具体的なケアを考えていく大切さを学びました。

おわりに

　これからも患者のためになる看護ケアを見出し、24時間情報をつなぎ、実践していきたいと思います。「抑制」という言葉は自然に病棟からなくなりました。「忙しいのでせん妄の患者さんは看られません」という言葉も聞かれなくなりました。せん妄の患者を看護の力でいかに元通りの生活が送れるようにできるのか、ケアプランを模索する姿勢がどの看護師からも見られるようになりました。以前は注射や処置に追われ、患者と向き合う時間がないという意見が多くありましたが、看護ケアを通して患者と向き合う時間をつくる病棟に変わりました。これらを継続できるように、看護管理者として取り組んでいきたいと思います。

(西山恵美子、大田黒一美)

Part 3 心臓血管外科、呼吸器外科

10 ふれあう看護の力で患者の回復力を引き出す

はじめに

　西病棟6階は心臓血管外科、呼吸器外科の病棟であり、手術目的に入院する急性期患者が主です。手術後は1〜4病日でICUより当病棟に転入となります。心臓血管系の疾患は大動脈瘤破裂や急性大動脈解離など緊急手術となる患者が多く、術後せん妄状態になる可能性が高いです。

　今回紹介する事例は、緊急手術を行い、その回復過程でせん妄状態となって、ベッドからの転落の危険があり、チューブ類の自己抜去を何度も繰り返していましたが、有効なケアが見出せずにいました。看護スタッフはカンファレンスで話し合い、ベッドから転落しそうな状況やチューブを自己抜去する患者に対して、予防するだけでなく、患者とのふれあいの中で、その行動を起こす患者の思いを考え、不快な状況を取り除き、快の刺激を積極的に取り入れることが必要であることを認識し、スタッフ間で共有しました。快の刺激を取り入れたケアを実行した結果、患者はせん妄状態から回復し、順調な経過をたどることができました。

事例紹介

　Oさん、男性、60歳代。弓部大動脈瘤。

　20XX年9月中旬、大動脈瘤破裂によりステントグラフト内挿術が行われました。術後4日目に感染瘤が破裂して心肺停止状態となり、緊急人工血管置換術を施行しました。蘇生後、脳症と左片麻痺が出現しました。術後13日目に気管切開を行い、人工呼吸器管理となりました。術後16日目に人工呼吸器を離脱し、Tピース使用のハイフローセラピー[*1]で呼吸管理を行っています。術後33日目にICUより当病棟へ転入となりました。

　Oさんは多発脳梗塞のため意識の混濁があり、左上下肢麻痺がありました。床上安静でしたが、右上下肢の動きは活発で体動が激しく、ベッドから転落の危険がありました。気管切開中で発声ができず、コミュニケーションが困難な状態でした。中心静脈（CV）カテーテル、ブラッドアクセスカテーテル、膀胱

*1 ネーザルハイフローともいう。高流量（30〜60L/分）で高濃度（21〜100%）の酸素を鼻カニューラから投与する呼吸管理法。高精度な呼吸管理が可能で、かつ患者の不快感が少なく、QOLが維持できる。

留置カテーテル、経鼻より栄養チューブ挿入中であり、栄養チューブは何度も自己抜去をしていました。

看護の実際

患者が安全に過ごせるように

　Oさんは左の上下肢麻痺はありましたが、右の上下肢は活発に動かしており、足を柵の上に放り上げる、右手で柵をつかみ身体を柵から乗り上げる、ベッド上で大きく寝返りをして柵の間から足を下ろすなど、ベッドからの転落の危険がある状態でした。転落予防対策として、ベッドの片側を壁側につけ、反対側にストレッチャーを横づけにして、ベッド柵の隙間を布団で覆いました。
　チューブの自己抜去対策としては、チューブを衣類の中に通して、刺入部が見えないように包帯で保護しました。栄養チューブは、指でつまめないようにテープ固定の工夫をしました。15〜30分ごとに看護師が訪室し、Oさんがベッドから転落しそうではないか、チューブを触っていないか等、行動を観察しました。しかし、看護師が部屋から離れたほんの少しの合間に、Oさんは栄養チューブだけでなく、気管カニューレの自己抜去をしてしまいました。そこで看護師は、15〜30分ごとの行動の観察から、24時間Oさんの傍らに付き添うようにしました。

行動の制止ではなく、不快を取り除くかかわりへ

　看護師が訪室したときにOさんがチューブに手をもっていく行動を見かけると、チューブを自己抜去してしまうのではないかと思い、あわてて行動を制止してしまいます。24時間Oさんの傍らにいて付き添うことは、ずっと行動を見ていることになります。Oさんの睡眠状況や意識状態、どんなときに体動が激しくなるか、傍らに付き添うことでOさんの行動状況がわかるようになってきました。
　看護師は、チューブなどを引っ張る、身体を掻きむしるなどの行為について、「どうしたらやめさせられるか」ではなく、「どうしてその行為をしてしまうのか」を考えるようになりました。毎日カンファレンスを行い、前日の行動状況を情報共有して、どのようなケアを行えばよいかを考えました。チューブに手がいくようなときは、「だめです」と制止するのではなく、チューブにもっていく手を優しく持ち、その手をさするようにしました。
　また、薬物によるアレルギーで皮膚が乾燥し、身体を掻きむしる動作が見られるようになりましたが、かゆがって身体を掻いているときも掻く動作をやめさせるのではなく、Oさんの表情を見て、コミュニケーションをとりながらかゆいところを探り、看護師もいっしょにそこをさするという、患者とのふれあいを大切にしたケアを実行していくようにしました。そして、かゆみを生じさせないように、毎日全身清拭を行い、皮膚状態を観察したり、定期的に手浴・足浴を実施し、全身に軟膏を塗布して、ケアの評価を行いました。特に夜

間に掻痒感が強くなるようで、皮膚を掻きむしる動作が多くなったときは、かゆいと思われる部分を清拭し、軟膏塗布をしながらかゆみの軽減に努めました。

さらに病室に加湿器を設置して、空気の乾燥を和らげました。Oさんを観察していると、気管カニューレの固定バンドによく手がいっていたため、特にかゆいと思われる頸部や体幹を冷却枕（アイスノン®）で冷やしました。また、マットレスの種類によっては背部に熱がこもりやすいため、トライセル®からネクサスR®に変更し、熱がこもらないようにして、かゆみを増強させないようにしました。

そして、意識状態の回復のために昼夜の生活リズムを整え、常に傍らで話しかけるようにして、表情の変化を観察していきました。透析治療を行っているときも同じかかわりができるように、透析室スタッフとも情報共有し、透析中もかゆみに対するケアを継続して行っていきました。

快となる刺激を積極的にケアに取り入れる

ベッドからの転落防止、チューブ抜去の予防、不快を取り除くケアだけではなく、Oさんの快となる刺激を与えることにも注力し、全身清拭、手浴・足浴を行いました。全身状態が安定してきた頃に、入浴ができないだろうかとカンファレンスで話し合い、リフトバスでの入浴を計画しました。Oさんは入浴後はすっきりと穏やかな表情になり、ぐっすりと眠ることができていました。かゆみは軽減されたようで、掻く行為も少なくなってきました。リフトバスの実施回数を週1回から2回に増やしました。皮膚が乾燥しないように、全身の軟膏塗布は適宜行っていきました。

リハビリテーションとしては、フルリクライニングの車いすで午前と午後に病棟内の散歩を行いました。看護師が傍らにいるときは、家族の写真を見ながら話題をつくり、Oさんの表情を見ながら、思いを引き出すようにしました。

面会に来た家族から、Oさんの元の生活はどのようであったのかや、趣味が将棋であったことを聞き、将棋に関することを積極的に話題に取り入れました。Oさんが興奮しているときでも、将棋の話題を出すと落ち着きを取り戻す場面もありました。意識状態がはっきりしておらずベッド上で臥床しているときも、将棋の雑誌や将棋の漫画を見せながら将棋に関する話をしました。そのときのOさんの表情を見ると、じっと雑誌や漫画の絵を見ているようでした。意識状態が徐々に回復し、リハビリも進んで上体が起こせるようになった頃には、ベッド上でクッションを使って体勢を整え、座位になって、看護師や作業療法士とマグネット将棋盤で将棋を指すようになりました。さらに回復してリハビリ室に出療できるようになると、リハビリ室で作業療法士と将棋を指すことが日課となりました。Oさんはもともと将棋が強かったようで、勝負にも勝つようになりました。車いすに軽介助で移乗できるようになると、車いすに座って過ごす時間が長くなり、パソコンソフトで将棋ゲームを行うことも多くなりました。

患者の状態の変化

　以上のような不快を和らげるケアを行い、効果があったケアは継続し、変化がなかったケアについてはその理由を考え、次に何をしてさしあげたらよくなるか、何をしているときに表情がよくなるかについて毎日カンファレンスで話し合いました。Oさんのそのときの状況に合わせてケアを継続していくことで、Oさんは皮膚を掻きむしったり、チューブに手をもっていくことが徐々に減っていきました。

　看護師が傍らにいて趣味の話や家族の話をすることで、Oさんの表情には笑顔が増えました。その笑顔を見て、看護師はいっしょに笑いながら楽しい話をしていきました。

　嚥下訓練が進んで経口摂取ができるようになると栄養チューブは不要となり、抜去されたことで不快となるものが減っていきました。気管カニューレがスピーチカニューレに交換となったことで発声が可能となり、言語でのコミュニケーションができるようになりました。「ありがとう」「気持ちよかった」などと言うOさんの言葉を聞き、看護師はOさんの思いを確認しながらケアを進めることができました。

　Oさんのせん妄状態が回復し、話ができるようになったとき、「つらかった頃のことを覚えていますか」と尋ねたところ、「はっきりとではないが、つらかったことの記憶はある」と話されました。「大事なチューブが入っており、抜いてはいけないことを頭の中ではわかっていたけれども、つらくてどうしようもなかった」とのことでした。

　意識が混濁していたときでも、不快だったことは覚えているものです。Oさんがそのような状態だったときに、看護師は否定するような声かけをするのではなく、不快を取り除く行動やタッチングなどを行い、常にOさんに寄り添ってケアを行ったことはよかったのだと、改めて感じました。

事例からの学び

　この事例を通して、患者がチューブに手をもっていこうとしたときや、かゆくて身体を掻きむしるときに、その行動を制止するのではなく、患者がどうしたいのかや、不快をなくすためにどのようにかかわっていけばよいかを、カンファレンスでスタッフと話し合い、スタッフ全員が同じ姿勢で患者に対応していくことが大事であることが理解できました。

　一方、看護師が患者に常時付き添うことは、患者にとってストレスになり得るかもしれません。この事例では、監視をしているのではなく、患者の表情を見ながら傍らで声をかけたり、身体をさすったりすることが、結果的に転落防止やチューブの自己抜去予防につながり、患者の回復力を支え、順調な経過をたどることができる要因になったのではないかと思われます。

　また、コミュニケーションがはかれるようになって、患者が自分の気持ちを相手に伝えることが普通にできるようになったことが、患者のストレスを軽減

させ、ひいては自尊心を取り戻すことにつながり、患者の態度や発言が見違えるように改善していったのではないかと考えます。

おわりに

　看護師は、Oさんの傍らに常時付き添い、ベッドからの転落やチューブの自己抜去を防ぐ看守りをするだけではなく、不快なことは何であるかを探り出し、それを取り除くケアを行いました。さらに、Oさんの快となる刺激を取り入れた看護を行ったことで、看護師の意識も大きく変わりました。

　患者の傍らでじっと見ているのではなく、患者に声をかけ、身体に触れ、表情の変化を見ることで、監視ではなくケアを行っているという認識へと変化しました。そして、患者の行動を制止するのではなく、患者がどうしたいか、不快をなくすにはどうしたらよいかを考えて、患者に対応するようになりました。

　今後も、せん妄状態の患者であっても、患者とのふれあいを大切にしていき、言葉では通じないときでも、その表情や行動を見て、患者の思いを認識しながら、看護を行っていきたいと思います。

（赤坂弘子、川野義和、中村千鶴、大田黒一美）

Part 3 【循環器内科、代謝内科】

11 患者の思いや行動を尊重しながら取り組んだ「抑制ゼロ」

はじめに

　東病棟7階は循環器内科および代謝内科です。病床数は50床で、病床稼働率は2017年10月現在で94.26％、平均在院日数は11.96日です。看護スタッフは看護師35名（育児短時間勤務者5名、パート1名含む）と看護補助者3名で、外来に2名が応援に行っています。夜勤者は4名です。

　県内はもちろんのこと、隣県からも重症の循環器疾患患者が紹介されてきます。心臓カテーテル検査をはじめ、PCI（経皮的冠動脈形成術）、カテーテルアブレーションなど血管内治療は月に50〜60件行われ、スタッフステーションでは32人分の心電図モニタが常に稼働しています。

　2015年4月に「抑制という手段を用いることを激減させる」という看護部目標が提示されましたが、それまで当病棟では、せん妄や認知症の患者が胃管や点滴を抜いてしまった場合はミトンを着けていました。看護スタッフには「治療最優先のため仕方がない」「かわいそうだけど患者のため」という思いがあり、「重症患者が多いこの病棟で抑制をゼロにすることは不可能」という考えを強くもっていました。抑制を解除する条件は「患者の状態が改善すること」であり、回復が難渋している患者は抑制が長期にわたっても仕方がない、という認識でした。

　当病棟では、多いときは月に2例、期間は長いときで約1か月ミトンを装着していた事例があります。それでもただ回復を待つのではなく、本当にミトンが必要なのかを看護師間で毎日必ず話し合い、アセスメントをしました。経口訓練が進めば、経口摂取へ完全移行できるのではないかと主治医へもちかけたり、少しでも早く外せるよう、多職種カンファレンスで話し合ったりしていました。

　そのような中、臨床倫理担当副看護部長のラウンドが開始されました。副看護部長から他病棟の取り組みの様子を聞いたり、対応に困っている患者の相談に乗ってもらったりしているうちに、スタッフの行動や言動に少しずつ変化が現れ始めました。カンファレンスでは、患者が穏やかに過ごせるための工夫や、胃管を嫌がる原因について話し合うようになっていきました。他病棟では「目が離せない患者は抑制するのではなく、看守る」という体制をとり始めており、

表 3-11-1　東病棟 7 階での抑制実施件数（2015 年）

抑制の種類	抑制帯による 体幹等の固定			ミトンによる 巧緻性の阻害			薬物による静穏		
月	10 月	11 月	12 月	10 月	11 月	12 月	10 月	11 月	12 月
件数	0	0	0	2	1	0	0	1	0

　私たちも意識して行動していくようになりました。最初は自己抜去しないか見張るような"見守り"でしたが、やがて患者が落ち着いて安全に休めるように環境を整えるための"看守り"に変わっていきました。
　夜勤帯で看護師 1 名が完全に傍らに付き添うことは可能なのかという不安はありましたが、2015 年 2 月より夜勤者を 3 名から 4 名に増やしたところであったため、お互いに協力すればできないことはないだろうという判断でスタートしました。当病棟が抑制ゼロに完全に移行できたのは 2015 年 12 月でした（表 3-11-1）。不可能だと思っていたのは、可能にするための対策に目を向けていなかったからでした。そのことに気づき、「抑制は患者にとってよくない、してはいけない」という認識がスタッフの中に浸透していきました。

事例紹介

　約 3 か月間の長期にわたり、看守り続けた事例について紹介します。
　W さん、男性、70 歳代。妻と二人暮らし。定年退職後は夫婦で散歩をしたり、スポーツジムで身体を動かしたりすることが日課でした。性格はとても穏やかで、物静かな方です。
　失神を伴う持続性心室頻拍のため、他院からの紹介で当院に入院となりました。入院後、ICD（植込み型除細動器）植込み術や不整脈治療が行われましたが、コントロールがつかず、VT（心室頻拍）を繰り返し、ICU へ転室となりました。失神前の ADL は自立していましたが、失神後よりもの忘れや認知機能の低下が見られ、ICU への転室 4 日目よりせん妄症状が出現しました。家族は積極的な加療を望まれず、7 日目に当病棟に戻ることになりました。
　W さんには、酸素マスク、シリンジポンプ 4 台・輸液ポンプ 3 台、膀胱留置カテーテル、心電図モニタ、SPO_2 モニタが装着されていました。時々 ICD が作動し、せん妄症状はさらに悪化していきました。

看護の実際

看守り続けた 3 か月間

　せん妄に対するケアとして、目覚めたらメガネを装着してテレビをつけるなど環境を整え、さらにリアリティオリエンテーションとして、日付や場所、今日の出来事などを朝昼夕と W さんに伝えるようにしました。

膀胱留置カテーテルは自己抜去の可能性が高かったため、当病棟に戻った後、数日で抜去しました。安静のために床上排尿が必要でしたが、Wさんは嫌がり、排尿のたびに立位をとろうとするため心負荷がかかるので、膀胱留置カテーテルが再挿入されることになりました。その際、カテーテルの自己抜去に備え、固定水を 10 mL から 5 mL に減らしました。抗凝固療法中のため尿道損傷による出血のリスクがありましたが、3回自己抜去したにもかかわらず、なんとか尿道損傷は免れました。

　心機能の指標である BNP は、基準値 < 18.4 pg/mL のところ 3,000 pg/mL を超えており、重症心不全の状態でしたが、ベッドから降りて床に座り込んでいたり、酸素やモニタを外したり、「銀行に行ってくる!」などとつじつまの合わない言動が続き、安静を保つことが困難な状態でした。カンファレンスで、「行動を制してかえって興奮状態になるよりは、本人の思いや行動を尊重したほうが落ち着くのではないか」という意見が出され、ベッドサイドで立ったり座ったりする程度まで安静度が拡大されました。

　しかし、夜間は眠剤を使用しても断眠の状態で、Wさんの言うことにスタッフが速やかに対応しないと、どなったり、殴りかかろうとしたりする場面もありました。自分では思うように動けないため、「起きる!」「寝る!」「座る!」との要望に、夜勤者が交替しながら一晩中付き添いました。しかし、眠りについたと思って少し目を離している間に、ベッドサイドに立ち、転倒したこともありました。Wさんに対して「起きたらだめ」「ちょっと待って」「危ない」など、行動を制するような声かけをすると、Wさんの気分を害し、かえって興奮状態になるため、何をしたいのかを把握するような声かけをし、その行動を手伝うように心がけました。

　妻は日中ほぼ毎日面会に来て、傍らに付き添っていましたが、どなる夫の様子に、泣きながら「こんな人じゃなかったのに……。迷惑をかけるようなら、いつでも縛ってください。言うことを聞かなかったら、強い薬で寝かせてください」と言われました。しかし、そのようなことを行うと余計興奮して安静が保てなくなること、薬の副作用が回復を妨げることを説明し、Wさんの興奮が収まるまで妻に席を外してもらい、休んでいただいたこともありました。

　そんなWさんでも、体調のよいときは笑顔も見られ、ケアをする看護師に「いつもすまんな」と言ったり、妻の不在時に食事介助をしていると、途中で妻と勘違いしたのか、「お前も食べや」と言ったりすることがあり、本来の穏やかで優しいWさんを垣間見ることがありました。看護師は、妻のつらい気持ちが少しでも軽くなるように、妻に明るくほっとするような出来事を話すように心がけました。

　Wさんが穏やかにストレスなく過ごせるよう、主治医と何回もカンファレンスを重ね、点滴の時間帯を調整し、車いすでの散歩や足浴を続けました。Wさんは清潔ケアをあまり好まれず、洗髪は「昨日したからいい」とよく断られましたが、口腔ケアは好きで、自分で歯ブラシを持って毎食ごとに磨いていました。咀嚼や嚥下はしっかりされていたので、少しでも食事に満足してもらえるよう、主治医と相談して、塩分制限食から常食に変更しました。

　3か月後、Wさんが転院できる状態まで回復したとき、妻から手紙をいただ

きました（p. 118左上の手紙を参照）。

事例からの学び

　今回、Wさんの事例を紹介するにあたり妻に連絡を取ったところ、Wさんは転院して3か月後に転院先の病院で亡くなったことを知りました。当院の主治医からは、転院しても強心剤の点滴が外れるまで回復することは難しく、余命は数か月だろうと宣告されていました。「Wさん、よくがんばりましたね」とお伝えすると、亡くなる数日前の様子を話してくださいました。

　Wさんは、転院後しばらくして病状が悪化し、ほとんど寝たきりの状態になり、会話らしい会話も見られなくなっていたそうです。ところが亡くなる2日前に、「おーい。おーい。今から脱走するぞ」と言い出し、妻がびっくりして「どこへ？」と言うと、「家に決まっとるやろ。帰るって言っても出してもらえないから、黙って出ていくぞ」と話したそうです。

　亡くなったとき、ニッコリ笑ったような穏やかな表情で、息子も「こんな穏やかな顔は見たことがない」と言われたほどだったそうです。入院されてから一度も家に帰ることはできませんでしたが、「やっと家に帰れる」と思われたのかもしれません。その話を聴いて、「抑制をしなくてよかった」と心から思いました。

　私たちはこれまで、限られた命を一生懸命生きている方にも、必要と判断されれば抑制をしたときもありました。それはとてもつらく悲しいことであるはずなのに、繰り返しているうちに悲しさが薄れ、正当化して考えるようになっていきました。今回、抑制ゼロに取り組み始めて、患者・家族の思いを尊重した対応について、チームでより深く検討していけるようになったと思います。Wさんの主治医は、私たち看護師の取り組みに理解を示してくれて、いつも同じ目線で話し合うことができました。取り組み始めた最初の頃は、あちこちの部署で意見の対立が見られましたが、チームで理解し合い協力し合わなければ、抑制はなくならないと思います。

　先日、積極的加療を受けるため80歳代の男性が転院して来られましたが、治療のかいなく亡くなられました。この方は、前医に入院中にせん妄を発症し、サマリーには「点滴の自己抜針や、点滴をはさみで切る・引きちぎる、床に放尿するなどの行為があったため、ミトンの使用歴あり」との情報が書かれていました。転院後の患者の様子から、せん妄はもう落ち着いていると判断できましたが、環境の変化でまた発症する可能性も否定できませんでした。患者に確認しながらベッドの向きを調整し、ポータブルトイレなど必要な物品を見えるところに配置し、30分ごとに確認に行きました。言葉が非常に聞き取りにくく、筆談でも思うように伝わらないのでコミュニケーションに難渋しましたが、紙を渡すと文字ではなく絵を描かれたため、その絵を見て連想ゲームのように想像しながらコミュニケーションをはかりました。点滴、心電図モニタ、酸素投与をしていましたが、せん妄を発症することはありませんでした。

　この患者が亡くなられたとき、家族がエンゼルケアに参加しながら、「手を

縛られていたときは本当にかわいそうだった。病気は治らなかったけど、最期がこの病院で本当によかった」と語られました。ミトン使用は自分たちもついこの間まで行っていたことだったので、とても身に染みる言葉でした。

以前は「ミトンをしたら手が蒸れるから、毎日手浴」「看護師や家族が傍らにいるときはミトンを外す」など、ケア計画に沿って実践していました。しかし、どんなによいと思われるケアを重ねても抑制の事実は変わらず、家族にとっては悲しい姿しか残らないということを再認識させられました。

おわりに

当病棟で抑制をしなくなった今、スタッフの認識は180度変わりました。今では、せん妄や認知症の患者がいると、最初から看守り前提で業務を組み立てています。スタッフの何気ない会話を聞いていると、「私たち、よく平気で抑制していたよね」「感覚が麻痺するって怖いね」と話しています。抑制は患者の回復に対してマイナス要因になっても、プラスの要因にはなりません。もし自己抜去があれば、その原因究明と原因に対する看護を実践していくことで、患者の回復力は高まっていくと信じています。

高齢化が進み、今後ますます状況は厳しくなっていくと思いますが、これからも患者の思いや行動を尊重した看護を実践していきたいと思います。

(竹内弘美、新村和世、大田黒一美)

患者さんからの手紙

手紙1（右上）

この度は 大変 お世話になりました
皆さんの 温かい対応と 手当てのおかげで
安心して 入院生活を 送ることができました
体調の急変にもすぐ 対応していただき
とても心強かったです。ありがとうございました
皆さんのおかげで ようやく退院となりました
本当にありがとうございました。

感謝の気持ちを込めて

手紙2（左上）

看護師の皆々様

長い間、大変な主人を温かな真心でお世話下さり、
心よりお礼を申し上げます。
心の折れそうな時も、支え、横で寄り添って言葉を掛けて頂き、
生涯忘れません。
○○病院に行っても、スバラシイ看護教育の賜ものと命に刻みました。
これもボチボチと話し合いました。
二人で気づかず心足りない私達でしたが、一つ一つ、気長に乗り越えたいと、
頑張ります。心より有り難うございました。
お一人くにはお礼の言葉もお伝え出来ませんが、
宜しくお伝え下さいませ。幸せ者の二人でした。
有り難うございました。

手紙3（右下）

入院中は大変お世話になりました。
一昨年八月より二年と二ヶ月、その間今年に入って
からは特に入退院の繰り返しで すごく面倒を
かけてしまいました。八月に入院してからは
トイレへ行くのも 看護師さんの手を借り
個室に移ってからは オムツの交換 食事や
歯磨きの世話等々、手厚い看護をして頂き
ありがとうございました。
天気な頃には、夫の冗談にも よく付き合って
下さり 体が不調で機嫌が悪く暴言を

手紙4（左下）

吐いた時でも上手に受け止めてくれました。
落ち込んでいた私には やさしい言葉や励ましの
言葉を 幾度となくかけて下さった看護師さん
達には 沢山の元気をもらい、頑張って来ることが
出来ました。 強い苦しみもなく 安らかな最後を
迎える事が出来、首藤方には 感謝の気持で
いっぱいです。
本当にありがとうございました。

循環器内科
看護師長さま、副看護師長さま、看護師の皆さま

主人が退院させて頂いてからやがて1ヶ月になろうとしています。夢のようです。
日々ハラハラしながら体重記録をみつめ、今に至っていますが、夢のようです。
看護師長さまはじめ全員の方々にはことばに尽くせない感謝でいっぱいです。
体も心もケアして頂けました。ありがとうございました。
何とか安定し、毎日を過ごしています。
主人とともにひとことお礼まで。
皆さまがんばって下さい。

こころをこめて

スタッフの皆様
大変お世話になり
有難うございました
より

○3階 東病棟 スタッフの皆様へ
入院中は大変お世話になり本当にありがとうございました。先生方をはじめ、知識豊富な看護士の皆様のお陰でみるみるうちに○は元気になり、本当に嬉しいです。絶食中は「でりー(ゼリー飲料のことです)」と寝起きでも寝言でも泣き叫び、みていて辛いときもありましたがどんなささいな質問にも丁寧に答えて頂ける頼れる皆様のお陰で乗りこえることができました。本当に安心感に包まれながら付き添い入院させて頂いていました。術後、院内フリーになってからは、保育士さん、お掃除に入って下さる方も含めて○は全ての方にすれ違う度に声をかけて頂き、褒められ、可愛がられ、母は話を聞いて頂き、母子共に幸せな入院生活でした。こちらの病院には今回初めてお世話になりましたが、転院させて頂き、本当に良かったです。
これからは通院でお世話になります。
今後ともゼリー坊やをよろしくお願い致します。
本当にありがとうございました。

西病棟 看護師の皆様へ
○月と○月、大変お世話になり、ありがとうございました。
皆様には大変親切にして頂き感謝しています。
半年〜1年後、2年後、また手術をする可能性も有る様ですが、これで退院できる事大変喜んでいます。
ありがとうございました。

Part 3 整形外科、脊椎・脊髄外科

12 「もうあんなことになりたくない」という思いを大切にして
手術前夜に発症したせん妄

はじめに

　西病棟7階(整形外科、脊椎・脊髄外科)には、骨軟部腫瘍や骨肉腫に対する化学療法および手術、脊椎転移に対する手術、その他関節疾患などの手術、外傷による緊急入院など、様々な疾患をもつ幅広い年齢層の方が入院してきます。その中で身体抑制の対象となるのは、術後せん妄リスクの高い患者や、実際にせん妄を発症した患者でした。

　身体抑制を激減させるという目標に取り組むまでは、入院時にせん妄アセスメントシートにてスクリーニングを行い、リスクがあると判断した場合にせん妄予防ケアを立案していました。当病棟における身体抑制は、離床センサーマットや体幹抑制帯の使用はありませんでしたが、監視モニタは頻繁に使用しており、創部ドレーンや膀胱留置カテーテルの自己抜去予防としてミトンを使用することもありました。そのため、せん妄リスクがある場合は、医師からの手術説明時に監視モニタやミトンなど抑制帯の使用に関する同意をいっしょにいただくようにしていました。看護師にとって、せん妄発症時にルートトラブルや転倒・転落が起きないよう監視モニタを使用して行動を観察することが当たり前のケアになっていました。

　高齢化が進む中、整形外科においても、関節疾患や高齢者の転倒による骨折など、80歳を超えて手術を受ける患者も少なくありません。今後、加齢による認知機能の低下や認知症のある患者が手術を受けることも増えると推測され、せん妄に対するケアの重要性が高まっています。せん妄発症による意思疎通の悪化、ルートトラブル、転倒・転落などから、離床の遅延や入院日数の延長が起こりやすくなります。外科的手術を受ける高齢患者にとって、せん妄の発症を防ぐことやせん妄からの速やかな回復が、術後の経過やQOLを左右することになります。だからこそ、看護師のせん妄に関するケアの質を高めていく必要があります。

　今回の取り組みでは、監視モニタは何のために使用しているのか、誰のためなのか、スタッフ間で何度も話し合いを行いました。そして、監視モニタでの観察ではなくその場に看護師がいること、ミトンを使用するのではなく患者が何を苦痛に感じているのかを知り、対応すること、勤務者全員で認知症やせん

妄の患者を看守っていくこと、に意識が変化していきました。

現在は、2016年に看護部で作成した「入院生活への適応を促進するために、生活リズムを整えるケアの基準」(表3-12-1)により、入院時からすべての患者にせん妄予防ケアを実施するという意識が浸透してきました。せん妄予防ケアに対する考え方や行動の変化から、監視モニタやミトンは使用せず、声かけや看守り、そして先回りのケアを実践しています。

しかし、せん妄がなくなるわけではありません。ここでは、入院時からせん妄予防ケアを行っていたものの、手術前夜にせん妄を発症した患者とのかかわりについての事例を紹介します。この患者は「もうあんなおかしなことになりたくない」と語り、せん妄はつらい記憶として残っていました。せん妄発症時、患者に何が起きていたのか、看護師は何を感じ、どのようなケアを実践したのか、手術前の看護を振り返り、今後につなげていきたいと思います。

事例紹介

Sさん、女性、89歳。ADLは自立しており、足取りもしっかりしています。加齢による難聴はありますが、補聴器を使用するほどではありません。認知症はなく、コミュニケーションは年相応に良好です。

2年前より左腰部に腫瘤を自覚し、徐々に増大してきたため、当院に紹介受

表3-12-1　入院生活への適応を促進するために、生活リズムを整えるケアの基準

見る、聞く、話すに対するケア	●ふだん使用している補助具を使用する（メガネ、補聴器、義歯、杖など） ●説明時は、患者にとって見やすい文字の大きさ、内容、スピードで行う ●患者の見える位置に、時計やカレンダーを置く ●患者の見える位置に立ち、ゆっくり近づき、落ち着いた声で話す
活動と休息のバランスのためのケア	●夜間は十分に休めるよう、入院前の睡眠パターンを把握する ●起床時は声の大きさに気を配り、笑顔でさわやかに挨拶する ●朝日が入るよう、ブラインド・カーテンを開け、室温、臭気を調節する ●モーニングケア・イブニングケアを行う ●本日の予定を説明する ●安静の範囲内で、良肢位で起座位、体位変換、体操、散歩などを取り入れる ●安静制限がない場合は、1日1回はベッドサイドに立つ機会をもつ ●馴染みの物品を手にする（新聞・書籍、クッションなど） ●十分な睡眠が得られるように患者の状態に合わせたケアを行う（トイレ誘導、洗面、口腔ケア、手浴・足浴、冷罨法、心地よい音楽を聴く、温かい飲み物を飲む、など） ●夜間の病室内の光調整（ブラインド・カーテンを閉める、足元灯のみ点灯する、など） ●特に夜間はナースコール、点滴のアラーム、携帯電話の着信音に配慮する
苦痛症状を緩和するケア	●解熱対処（寝具の調整、室温の調整、冷罨法）し、解熱後の発汗に対して清拭・更衣を行う ●痛み・かゆみの緩和（さする、タッチング、冷罨法） ●尿意・便意への対応（飲水の調整、腹部マッサージ）

すべての患者に入院期間中を通して「せん妄予防ケア」を実施する。

（金沢大学附属病院看護部）

診となりました。手術適応と診断されましたが、すでに腫瘍が胸壁・腹壁に及んでおり、腫瘍による腸管、腎臓、脾臓の圧排もあり、腹腔、後腹膜を含めたかなり広範囲の手術が必要な状態でした。外来で「手術で開かないと、腫瘍をどの程度切除できるかわからない。臓器も共に切除となる可能性がある」との医師からの説明を受け、家族・本人共に手術を希望され、入院となりました。手術できるかどうか判断が難しい状況でしたが、呼吸器外科、泌尿器科、胃腸外科のバックアップ体制を整え、手術することとなりました。

　入院当日のSさんは、「痛みも何もないのですが、(腫瘍が)大きくなっていて心配になって手術を決めました」「入院してほっとしています」と語っています。入院時には腫瘍は子どもの頭ぐらいの大きさになっており、日増しに大きくなる腫瘍に恐怖を感じながら生活していたことがうかがえます。毎日1時間の散歩が日課で、お寺巡りが趣味のSさんですが、「腫瘍が大きくなってからは外に出かけなくなった」と語っていました。

看護の実際

入院時の看護（入院1〜5日目）

　前述の「入院生活への適応を促進するために、生活リズムを整えるケアの基準」に基づき、Sさんへのケアを検討し、実践していきました。

1. 見る、聞く、話すに対するケア

　Sさんは難聴があり、何度か聞き返すことがあったため、看護師はSさんから見える位置に立ち、聞こえやすい左側からゆっくり大きな声で話すこととしました。

　自宅で使い慣れた時計を病室に持参していましたが、カレンダーはもってきていませんでした。そこで、せん妄予防の説明をした上で、カレンダーと自宅で使い慣れた身近なものを準備してもらうよう、家族に依頼しました。

2. 活動と休息のバランスのためのケア

　Sさんは当院への入院ははじめてでした。病院はSさんにとって慣れない環境であることから、環境の変化によるせん妄発症に注意が必要であると看護スタッフで話し合いました。

　自宅では毎日、眠剤(ゾルピデム[マイスリー®])を飲んでいるとのことでした。そこで、夜間の睡眠状況および日中の活動状況の確認、訪室を増やし看護師から声をかけること、廊下で迷う可能性があるため、Sさんに声をかけられるようSさんの顔をスタッフ全員が確認しておくこと、Sさんは散歩が日課であったため、検査にはいっしょに歩いていくこと、を計画しました。

3. 苦痛症状を緩和するケア

　入院時、Sさんに疼痛はありませんでしたが、腫瘍が大きくなっていくことに不安を感じていました。腫瘍の増大による疼痛が出現する可能性もあります。

皮膚の観察や生活に支障がないかを確認しながら、Ｓさんの思いを聴いていくことにしました。

　入院後のＳさんは、同室者と会話したり、雑誌を読んだりしながら、表情もよく落ち着いて過ごすことができていました。時折、病室や浴室の場所がわからず迷うこともありましたが、そのつど声をかけ、案内しています。入院後も痛みは出現せず、いつもどおりゾルピデムを内服し、夜も眠れていました。検査へ行くときは、Ｓさんの調子に合わせて、看護師がいっしょに歩いていきました。入院という環境の変化によるせん妄は発症していません。

　入院５日目のカンファレンスでは、Ｓさんの入院後の様子を看護スタッフで共有し、入院生活への適応はできていると判断しています。看護師は、手術後のＳさんの身体的な負担やICUへの入室という環境の変化を考え、術後のせん妄予防ケアをどのように行っていくかを話し合いました。

手術直前の看護（入院６〜７日目）

　入院６日目（手術前々日）、Ｓさんは手術の準備物品が揃っていないことに不安を感じ、「家族がなかなか来なくて。準備は今日まで？　心配で心配で……」と、家に電話をかけたいと訴えていました。この頃より、少し落ち着かない様子がありました。

　入院７日目（手術前日）、Ｓさんの手術は腫瘍切除時に腸管も切除する可能性があるため、医師より腸の手術と同じ前処置の指示がありました。腸内を空にするために、強力な下剤の服用（15時にクエン酸マグネシウム［マグコロール®P］１袋、21時にセンノシド［プルゼニド®２錠）および夕食より絶食となり点滴が開始となります。「これ（点滴）あったらどこもいけんね。じっとしとらんなんね」「洗面所に行きたいけど、どうすればいいですか？」「わからないことだらけ」と、手術の準備が進んでいく中で、Ｓさんは次第に混乱し始めました。慣れない点滴スタンドを持っての移動は、転倒のリスクも高くなります。下剤も内服していることから、看護師は訪室回数を増やし、お腹の調子を尋ねたり、何か困ったことがないか等の声をかけ、トイレや洗面所にはいっしょに付き添って行きました。

せん妄発症時の看護（入院７日目、手術前夜）

1. Ｓさんの状況

　21時30分、看護師が訪室し声をかけると、Ｓさんは看護師の顔を見ることもなく、突然起き上がり、点滴スタンドを持たずに歩き出しました。眠剤を内服しており、歩行も不安定です。車いすへ誘導しますが、「家に帰る。離して。座らんでいい」「私の部屋じゃない」と看護師を振り払いました。一人ではふらつきがあり、脇を支えながら付き添って歩くことにしました。「なんでついてくるの」「何も悪いことしとらんやろ」と、次第に易怒的となり、大声で何かを訴えていますが、ろれつが回らず聞き取れないことも多くありました。

便失禁もあり、トイレに促しますが、「閉じ込める気か」と語気が荒くなるため、Sさんの様子に合わせて、時折、車いすに座ることや部屋に戻ることを提案してみますが、「扉はどこ」「ここじゃない」「家に帰る」と応じることはなく、そのまま30分以上歩き続けました。

2. チームでのかかわり

　Sさんのせん妄が発症してから、夜勤の看護師4名はリーダー看護師の判断のもと、全員で協力しました。Sさんが転倒しないように、点滴ルートが外れないように、看護師2名が交替しながらそばに付き添いました。

　Sさんの疲労を考えると、歩き続けることにも限界があります。精神科当直医の指示にてハロペリドール［セレネース®］[*1]の点滴静注を行いましたが、効果はありませんでした。点滴を気にせず歩き続けるため、当直医と相談し、持続点滴は中止としました。再度、精神科医師に相談すると、ハロペリドールの筋肉注射の指示が出ました。Sさんが興奮して注射を払いのけると危険であり、どのように実施するかを事前に検討しました。

　筋肉注射のために押さえつけることは、Sさんにとっては決してよい状況ではありません。看護師は、いっしょに扉を探しながらSさんの部屋の入口をのぞいてみせ、多少強引ではありましたが部屋に誘導しました。「やめて！何するんや！」と叫ぶSさんに、針を刺す瞬間だけ腕を押さえ、当直医がすばやく注射をしました。看護師は、できるだけいやな思いだけが残らないようにしたいと、注射後もSさんのそばに付き添いました。すぐに立ち上がり、部屋から出ようとするSさんに、「少し休んでからいっしょに探しましょう。お家の近くに何があるのですか？」「疲れていませんか？」と穏やかな口調で声をかけていました。

3. 現実へ戻る瞬間のケア

　注射後もSさんの表情は硬く、看護師の声は届いていないようでした。しばらくすると、突然、Sさんが周囲を見渡しました。「あれ、これ私のやね。なんでここにあるんや？」とオーバーテーブルに置いてある時計やベッド上のバスタオルを見て、不思議そうに尋ねてきました。使い慣れた自分の持ち物を見て、現実に戻った瞬間です。

　Sさんと視線を合わせ、「温かいタオルで身体を拭いて、きれいに着替えましょう」と声をかけると応じてくれました。着替えながら、大学病院に入院していることや明日手術であることを伝えていくと、「そうや、そうや」といつもの表情にすっと戻ってきたのを看護師は感じています。Sさんに、「そばにいるので、安心して休んでください」と声をかけると、ようやくベッドに横になり、眠り始めました。せん妄が発症してから2時間が経っていました。

　下剤を服用しているため、目が覚めることを想定し、看護師がそばにいることにしました。途中、Sさんが起きると声をかけてトイレまで付き添い、夜間5回の排便がありました。Sさんは、目が覚めても不穏になることはありませんでした。

[*1] 抗精神病薬。中枢神経に作用して、強い不安感、興奮を改善し、幻覚・妄想を抑え、精神状態を安定させる。

手術後の看護

　Sさんの手術は無事に終わりました。抜管直後、不穏状態となり、デクスメデトミジン[プレセデックス®]にて鎮静された状態でICUに入室しましたが、翌日、予定どおり病棟へ戻ることができました。

　Sさんは「手術の前の日のことは覚えています」「心配で心配で、おかしくなってしまったみたい」「でも皆さん、本当によくしてくれました」「もうあんなおかしなことになりたくないわ」と語っています。

　術前にせん妄となったSさんの状況をカンファレンスで共有し、痛みへの対応、睡眠の確保、早期離床、居心地のよい環境の視点で、術後のケアについて話し合いました。術後の眠剤はスボレキサント[ベルソムラ®]に変更しました。家族の顔を見ると安心する様子があったため、家族に面会の協力を依頼しました。

　術後3日目、家族が帰ると表情が硬く、不安げな様子がありました。気分転換に車いすでの散歩を行い、日課だった散歩の話やお寺の話をしていると表情も明るくなりました。

　術後5日目、手術前に在室していた病室の患者に挨拶に行きました。おしゃべりをして元気をもらい、「リハビリがんばるわ」と意欲が出てきました。

　術後7日目、散歩に行きたいと意欲的なSさんといっしょに、歩いて売店と玄関まで散歩しました。「歩けてよかった」「気持ちがよかったわ」と言う笑顔のSさんがいました。

　術後はせん妄を発症することなく、順調に回復したSさんは、手術後16日目に自宅に帰ることができました。

事例からの学び

　Sさんは入院環境に適応しており、看護師は、術前にSさんにはせん妄は起きないだろうという思いから、術後のせん妄予防に意識が向いていたことがわかりました。そして、無意識のうちに、Sさんにとってははじめてのことである手術前処置による心身への影響や、身体的なアセスメントの視点を曇らせていたことに気づくことができました。

　せん妄予防ケアは、「観察・アセスメントのポイント」に基づいて、毎日の観察・アセスメントを行い、該当する様子が見られ、表情や言動がいつもと違うと感じたら、「具体的ケアのヒント」を参考に、必要なケアを追加していくことが大切になります（表3-12-2）。Sさんの様子を振り返ると、落ち着かない、何度も同じことを聞く、点滴ルートが挿入されている、ADL制限がある、近日中に手術の予定がある、など該当する項目が多くありました。看護師は、Sさんがいつもと様子が違うと感じ、声かけや看守りを行っていましたが、「今日せん妄を発症するかもしれない」という思いより、「明日の術後にせん妄になるかもしれない」という思いで、Sさんのケアを行っていたと振り返っています。また、何か様子がおかしいと感じながらも、週末であったこともあり、

表 3-12-2　入院生活への適応を促進するために生活リズムを整えるケアの基準

「せん妄予防ケア」を実施している中で、表情や言動が「いつもと違う？」と感じたら、患者の様子・会話の様子・身体状態・治療の様子から該当する項目をアセスメントします。該当する様子が見られたら、具体的ケアのヒントを参考に必要なケアを追加します。

	観察・アセスメントのポイント		具体的ケアのヒント
患者の様子	□ぼーっとしている □もうろうとしている □今までできていたことができなくなる 　→内服管理ができなくなる 　→服装がだらしなくなる、ベッドの周りが散らかっている □視線が合わずにキョロキョロしている □ルートを触る、身体を起こす・横になる等、同じ動作を繰り返す □周囲の音や看護師の動きに気をとられる □感情が短時間でころころと変わる □焦燥感が強く、落ち着かない □目がらんらんとしている	身体の状態を整える	・感染徴候の検索、医師と相談し、解熱剤を使用する ・点滴の中止、減量、投与時間の変更について医師と相談する ・水分出納バランス、電解質データを把握し、飲食を調整する ・呼吸状態を観察し、酸素化を促す（吸痰・体位調整など） ・痛みがコントロール不良の場合は、緩和ケアチームへコンサルテーションする ・せん妄症状を誘発する薬剤を把握し、改善を促進する薬剤への変更について医師と相談する ・医療用麻薬、鎮静薬、鎮痛薬の与薬、変更後、2〜3日まで患者の言動を観察する ・安静度に合わせた活動プランを立案する
会話の様子	□話が要領を得ず、まとまらない □つじつまが合わない □何度も同じことを聞く □話に集中できない □質問と違う答えが返ってくる ※上記に該当項目があればインタビューにより状態を詳しく知る 見当識障害 　□今日の日付と今の時間が何時頃か聞く 　□今いる場所について尋ねる 短期記憶の障害 　□最近あった出来事を覚えているか聞く 　　→朝ごはんのメニューを覚えているか 　　→入院した日や治療した日を覚えているか 幻覚や錯覚 　□いつも見えないものやおかしなものが見えていないか聞く	環境を整える	・ルート類の整理、ルート類が患者の視界に入らないよう工夫する ・モニタのアラーム音、画面の光度を調整する ・身体状況を鏡で見てもらうなど、自分が置かれている状況がわかるよう説明を工夫する ・転棟先、転棟元部署とカンファレンスを行い、患者情報を共有する ・転棟後、1〜2日は集中的に訪室する ・散歩など気分転換となるケアを行う ・足浴・手浴・マッサージ、30分以内の午睡など快の刺激となるケアを実施する ・家族やかわいがっているペットの写真を置く ・家族や親しい人と過ごせる時間を配慮する ・交替で看守れるよう、チームで業務を調整する
身体状態・治療の様子	□発熱 □脱水 □疼痛 □低酸素（SPO$_2$ 80％以下） □便秘 □不眠 □不快な刺激（点滴ルート、ドレーン、モニタ音など） □安静が強いられている・ADL制限がある □環境の変化（急な転室、転棟、転ベッド） □麻薬・鎮静薬・鎮痛薬の使用 □近日中に手術、化学療法等、侵襲の高い治療が行われた	心の状態を整える	・患者の言動を看守る ・言動から、何をしたいのか、どうしたいのかを予測する ・患者の話をじっくりと聞く ・24時間を通して朝・昼・夕の時間が認識できるよう、リアリティオリエンテーションを実施する ・患者が得意とすること、趣味、仕事など会話が進むような話題を提供する

※事例で行ったアセスメント項目と具体的ケアを赤字で示す。

（金沢大学附属病院看護部）

Sさんの状況をチームで共有することができていませんでした。

　患者の気持ちは毎日変化していきます。小さな変化も見逃さず、気づくことができる観察の視点と、変化に合わせて身体的な状態、心の状態、環境を整えるケアを実践する力を、今後も磨いていきたいと思います。

おわりに

　身体抑制を減らす取り組みとして、せん妄に関するケアを変えていきました。Sさんの事例を振り返り、より強くその変化を実感することができました。

　Sさんが3年前に入院していたら、どのようなケアを受けたのでしょうか。その頃の私たちは、患者の安全を守るため、抑制は仕方がないと思っていました。術前にせん妄を発症したら、すぐに医師から鎮静の指示をもらい、監視モニタのある部屋に移したかもしれません。無理に眠らされたSさんを監視モニタで観察し、再び動く様子があれば、訪室し、様子を見て、朝まで眠れるように医師と相談したかもしれません。監視モニタでの観察はケアにはなり得ないことに気づかされます。

　看護師が常時Sさんのそばにいたことで、せん妄から戻るその瞬間を共に過ごすことができました。出口の見えない暗闇でみつけた光は、馴染みの持ち物や、優しく声をかけ、気持ちのよいケアをしてくれた看護師だったのだと思います。そんな暗闇を照らす温かな光、優しい声や手の温もりは、監視モニタでは伝わらないのです。

　Sさんは「もうあんなおかしなことになりたくない」と自分の体験を語り、その一方で、「皆さん、本当によくしてくれた」と看護師への感謝を語っています。事例を振り返ることで、Sさんがそう感じることができたのは、不安で混乱した状況にあったSさんに寄り添った看護を行ったからだと思うことができました。

　せん妄のケアは、一人ひとりの患者によって異なります。その違いを見出すためにも、その人のことをよく知る必要があります。そこから、その人を大切にしたケアが始まります。これからも迷い悩むことがたくさんあると思いますが、患者のことを第一に考えたケアを実践していきたいと思います。

（國枝美代子、大田黒一美）

Part 3 〔消化器内科〕

認識力低下に至った時期に人生の自己決定の実現を支える

はじめに

　東病棟8階は、消化器内科を主とする50床の病棟です。疾患では、肝臓や膵臓等の悪性腫瘍が多く、ほかにも肝硬変やクローン病等の難治性の慢性疾患をもつ多くの患者が入院されます。治療としては、ラジオ波焼灼術や肝動注化学療法、肝動脈化学塞栓術、内視鏡的粘膜下層切開・剥離術等、多岐にわたる内科的治療が行われます。また、消化器系の吐血・下血による急変、肝性脳症に伴う認識力の低下等により、在宅や他院からの救急搬送も多くあります。病床の年間稼働率は、2016年度93.4％、2017年度94.4％、重症度、医療・看護必要度の基準を満たす患者割合は、2016年度31.1％、2017年度32.1％、平均在院日数は、2016年度15.2日、2017年度14.6日で推移しています。チーム内の看護師配置は、看護師長1名、副看護師長3名を含む30名と、育児短時間勤務者3名で構成されています。

　当病棟では、病棟目標の一つとして、「肝性脳症を伴う患者の尊厳が損なわれない看護を実践としてあらわす」を掲げ、小目標として、①肝性脳症のアセスメント力を向上させ、生活する一人の人として、配慮ある方法で観察・言葉かけを行う、②肝性脳症における患者の生活行動を制限しないケアを評価し、患者自身で選択できる機会を増やす、という2点に取り組みました。

　この目標は、前年度に肝性脳症発症と診断された全患者39名の看護記録から、発症時の確認内容、患者の言葉、特徴的な行動、不穏、抑制（制止等）といった行動に関する調査を分類した結果をもとに設定しました。肝性脳症を発症した患者の特徴としては、「意欲の減退」「ふだんできる行動がとれない」「感情の変化」「記憶力の低下」「身体症状の変化」の5つの変化があり、さらに6名には、医療者の言動やケアに対するとまどいや、怒りなど否定的な感情表出が見られました。これらの分析から、様々な情報を活用しながら、患者への配慮を忘れずに実践を行うこと、洗練された技術を育成することの必要性が示唆されました。

　一方、病棟の看護師を対象に、肝性脳症患者への看護ケアに対する自信について調査したところ、全員がなんらかの困難を抱えている現状にあることが明らかとなりました。その理由として、「一人ひとりに異なった対応が求められ

る」「易怒性のある人を怖いと思う」「疲れる、苛立つ」などがあげられていました。そこで学習会を開催したところ、患者に触れる機会を利用して癒やしのケアを技術に変えたり、五感を使って自然な看護の流れで変調を確認する工夫をするなど、看護の原点に立ち返る大切さや、脳症のアセスメント力よりも、重症化や再発を予防する視点についての重要性に改めて気づくことができました。

実際、興奮する患者を前にするとき、看護師は恐怖や不安等に襲われ、ケアは困難を極めます。しかし、看護師が積極的に看守りを行うことで、患者にとっての安全な環境づくりをすることを提案しています。さらに、「羽ばたき振戦の確認は、会話の中で手に触れ、さりげなく行うようになった」「失見当識を確認する目的で計算の出題をしないようになった」「名前を答えられるかという確認は、点滴の確認時や日々の会話の中で自然な流れで行うようになった」など、患者の自尊心に配慮したユマニチュードなケアが看護実践として定着し、「脳症発症患者に限らず、脳症の症状を含めて日々観察をするようになった」など、肝臓疾患患者の多い当病棟で、常に脳症の徴候へのアンテナを張り、患者を看守り、観察する意識変革へとつながりました。

また、「観察場面における悲観的な言動、怒りなどの否定的自尊感情にかかわる言動を示す患者を20％以下とする」という評価指標に関しては、当病棟において1年間に肝性脳症を発症し治療した患者は54名で、前年同期間の35名より19名増加した中で、医療者の言動やケアに対するとまどい・怒りなどの否定的な自尊感情表出の場面は、食事や内服などの日常生活行動での場面がほとんどであり、意識レベルの確認や直接的な質問によって誘発された否定的な感情表出はなくなった、という成果が見られました。

生活行動を制限せず患者自身で選択できる機会を増やし、症状の重症化を防ぐため、退院後の療養生活を継続的に検討できるシステムづくりとして、患者の意思決定や看護等の倫理分岐点を考える「前向きカンファレンス」を導入し、定着をはかりました。これは、現在の問題点や、今行っている看護内容とその根拠、患者の病状の理解と受け止め、患者・家族の思いや希望、本人にとってのよい過ごし方などを話し合い、看護の方向性と目標達成に向けた具体的なアプローチについて総合的に検討するものです。カンファレンスで使用している書式は、2011（平成23）年から当院で毎年開催されている「臨床倫理セミナー」の講師である岩手保健医療大学学長の清水哲郎先生が作成された臨床倫理検討シートのステップ2「情報の整理と共有」を参考にしました。

「前向きカンファレンス」は導入後6か月間で計25回開催しました。肝性脳症患者以外で検討された内容は、「活動性の高いせん妄患者への対応」「終末期における認知症患者の不眠へのケア」「ベスト・サポーティブ・ケアの中で思いや希望が把握できない患者と、とまどう家族への対応」「コントロール不良な苦痛により、本人らしさが損なわれている患者への対応」「説明を繰り返しても転倒への予防行動がとれない患者への対応」等でした。どの事例も判断に倫理的な価値観が求められるものでしたが、前向きカンファレンスによるケアの見直しが、患者の生活行動を尊重し、本人らしさを追求する分岐点となりました。

以下に、私たちの心に残る患者の事例を紹介します。前向きカンファレンス1例目のこの事例が、私たちの看護を見直し、真に人を尊重する看護を考えるきっかけの一つとなり、成長の道標になったと考えます。

事例紹介

Nさん、女性、70歳代。肝細胞がん、C型慢性肝炎、肝不全、肺がん術後。数年前に死別した夫を長年介護し、支えていました。夫との死別後は独居でしたが、現在は長男夫婦、孫と同居しています。キーパーソンは隣接する市町村在住の長女です。

Nさんは自立心が高く、負けん気の強い、意思のしっかりした几帳面な性格です。生き方に信念をもち、自身で意思決定を行う方で、10回に届くほどの苦しい治療にも弱音を吐かず、「（ラジオ波で）灼けば（がんが）消えるからよかった」「（がんが）みつかって治療できるならいいです」「（肺がんは）手術できない人もいるから、自分は（手術できて）幸せ」「個室がいいです。そのために働いてきた」「今まで（病気に）負けたらだめやと思ってきた」など、前向きな気持ちをもち続けていらっしゃいます。病識や治療への理解力は良好です。

- **服薬**：毎朝1日分の内服薬をケースにセットしており、飲み残しはありません。「肝機能が下がるから痛み止めは使いたくない」と話しています。
- **日常の習慣**：元気な頃は毎朝4時に起床し、4時半から散歩に出かけていました（1時間8,000歩、30年間）。週1回は長女と買い物に出かけます。隣人は、冷暖房を気にかけてくれるほどの間柄です。
- **趣味**：庭先に出て草花の世話をすること、縁側で過ごすこと。友人は多く、宝塚観劇が好きとのことでした。
- **入院までの経過**：40歳代で慢性肝炎の指摘を受けました。50歳代で出産時の輸血が原因と思われるC型慢性肝炎と診断されましたが、加療はありませんでした。60歳代で肝細胞がんと診断され、ラジオ波焼灼術や肝動脈化学塞栓術を受けました。その後、再発を繰り返すたびに入院し、治療を受けていました。数年前に肝臓がんの治療中に肺がんがみつかり、肺部分切除術を受けました。半年前より、咳や倦怠感、腹部膨満感があり、通院や入退院を繰り返していました。

前回退院後、在宅で訪問看護を利用していましたが、肝不全による胸腹水の貯留が急激に進行し、息切れ、下肢浮腫が増強したため、胸腹水コントロールと浮腫の改善等を目的に、10回目を超える再入院となりました。

看護の実際

Nさんには腹水コントロールや電解質の調整等のため、利尿薬の点滴や投薬がなされました。胸腹水については穿刺を行い、苦痛の緩和に努めましたが、胸腹水を抜いてもすぐに貯まってしまい、体重増加に伴い呼吸苦や咳嗽は増強

しました。

　入院1週間後に、食道静脈瘤破裂により吐血し、内視鏡下での緊急止血術が行われました。主治医から家族に病状説明がなされ、家族は緊急時には救急蘇生をしない意向を示されました。吐血の影響も加わって肝機能はさらに低下し、肝性脳症を発症しました。徐々に呼吸困難感、腹部膨満感、両下肢浮腫の増強、下肢からの滲出液が大量に見られるようになり、「ひどい、ひどい」と身の置きどころのない苦痛を訴えるようになりました。

行動の制止ではなく、寄り添い、看守ることの意味

　ある早朝、Nさんは廊下をさまよっているところを発見されました。やっと歩いている状態で、息切れも激しいため、車いす移乗を提案しましたが受け入れず、歩き続けました。何度も「わからない」という言葉を発していました。ベンチで5分ほど休み病室に戻ると、トイレに入って「ここに来たかったのよ」と言うので、看護師が15分かけて介助し、排尿しました。しかしまたすぐに、歩行器を使用するかのようにオーバーテーブルを押して室内を歩き始めました。その後も、「わからない、ひどい」と、はあはあ息を切らしたまま「トイレ」と言います。15分前に排尿したことを伝えましたが、その場で立ち止まったまま動きません。車いすに移乗させ再びトイレに連れていきましたが、尿はほとんど出ませんでした。その後ベッドに戻り、休まれました。

　肝性脳症では、意識レベルの低下や混乱によって言動の意味が十分理解できない場合も多くあります。このときも、看護師はNさんの望む行動に付き添い、看守りました。Nさんは日頃から、「人にやってもらうより、自分でやったほうがよい」という方でした。そこで、落ち着きを失い興奮してきた場合でも、行動を制止するのではなく、積極的に看守り、安全な環境に整え、再び落ち着きを取り戻すまで本人の苦痛に配慮しながら自由に動いてもらう、Nさんに従い、寄り添い、タイミングを計って病室に戻る、という提案を行い、看護師間で共有しました。

　当病棟の看護の方向性として、「活動性の高い脳症患者には、頻回に訪室し、制限をしない方法を考える」という意識で計画が立案されるようになり、看護ケアの変化が少しずつ見えてきました。このような状態の患者にはどのような症状が出るのか、どのような行動をとりやすいのか、そして患者の性格を考えると、この方はどう考えるだろうか、というように、患者の真意をくみ取るようになりました。看護師がむやみに手を出さずに患者に寄り添うケアを考えることで、ふらつきによる転倒リスクや離棟・離院の可能性の高い患者であっても、離床センサーマット使用の検討という考え方は頭から消えていき、患者を尊重し、看守るといった新たな思考過程で、行動も次のステップへとシフトしていきました。

　その認識の変化により、「些細な症状まで意識的に観察するようになった」「担当患者でなくても、皆で患者のもとへ訪室し、声かけをする」「ケアをチームで相談し、1対1の看護が必要ならば、他の看護師がその看護師の業務を分担し、受け継ぐ」といった連携が生まれました。また、患者の様子が"いつも

とは違う"ということに気づける感性を大切にして、気配りをするようになりました。点滴が患者のストレスとなり、自己抜去に至らぬよう、「点滴刺入部を包帯保護したり、点滴時間を調整する」「抜針できないかを医師に相談する」等の対応を早めに行うようにもなりました。さらに「脳症予防の視点で食事・内服を調整したり、排便コントロールをするようになった」など、「症状観察」中心の看護から、看護判断を根拠とした「早期対応」へとつながり、「再発予防」までの段階的な意識向上が示唆される結果となりました。

そして、「何が患者にとってよいことなのか」「患者の好ましい生活にどのような支障が出ているのか」「制限をかけるばかりでなく、訴えや行動の背景にある思いに耳を傾ける」「声かけやタッチングを行い、患者の反応を見る」などの言葉が看護師から聞かれるようになり、症状観察やアセスメント力の向上だけでなく、倫理的視点やユマニチュードを用いたコミュニケーションにおいても意識変化が現れました。

患者の意思を尊重すること

別の日、Nさんはベッドで仰臥位になっており、「そこで今、かやった（転倒した）んや。何でこんな簡単なこともできんくなってしまったんや。はがゆい」「足が痛い、触るだけで痛いんや」「お腹が痛い、張っているのか、わからん」「（今の状態を）情けない！」といった言葉が聞かれました。少し触れるだけでも苦痛を訴えるため、医師から医療用麻薬の使用を提案されましたが、「眠って話せなくなるのはいや」と承諾されませんでした。

その頃、全身状態が不安定となり、夜間に血圧測定を行うことがありました。ところが、マンシェットのマジックテープの音がした途端、突如半開眼となりうなり声を上げ、眼球は上転し、徐々に体動が激しくなり、起き上がろうとする動作とベッドに倒れる動作を繰り返しました。急に力が強くなり、立ち上がろうと前屈みになり、倒れそうになります。複数の看護師でも抑えられないくらいの動きが10分ほど続いた後、落ち着きを取り戻す、という経験をしました。睡眠導入のためのジアゼパムの使用が逆効果となり、全身の掻痒や苦痛の中、鎮静もかかり、思うように身体を動かせない・苦痛を伝えられないといった状態が、激しい体動となって現れたのではないかと思います。

このとき、「Nさんの苦痛をなんとか緩和できないか」という思いで、看護スタッフは前向きカンファレンスを実施しました。「それほど痛くはない」「話せなくなるのはいやだから、眠ってしまいたくない」「麻薬は使いたくない」「外の景色が見たい」「窓の観葉植物を見ていたい」「つらくても動きたい」「車いすに乗せてほしい」「いらいらしてもどかしい」「構われたくない。そうやって生きてきた」「自分でトイレに行きたい」「準備しているお墓に行きたい」等、看護師それぞれが聞いてきたNさんの断片的な言葉を集めて、チーム内で共有しました。

これらのNさんの思いを尊重し、ケアの方向性を話し合いました。麻薬は使用せず、他の鎮痛処置や癒やしのケアを行うことにしました。大きな音を出さないこと、背後や横から声をかけず、正面に回ってNさんの視界に入って

話しかけるといったNさんを驚かせないような対応方法を確認しました。Nさんは「足下に花があるのはいや」と言うので、景色や窓際の観葉植物が見やすいようにベッドの位置や高さを調整し、安全面だけではなく、本人の希望に応じてそのつど変更しました。出窓のスペースに好きな植木鉢を並べ、その話題を取り入れました。

　徐々に歩けなくなってきたときも、自分でトイレに行きたいという本人の思いを尊重し、排泄は看護師3名で抱きかかえて、室内トイレまで10分程度かけて歩いていき、できる限り膀胱留置カテーテルの挿入をしないこととしました。

　麻薬を使用しないため鎮痛薬の点滴を行いましたが、鎮痛薬は麻薬ほどの持続効果は得られないため、看護師が傍らに寄り添い、タッチングを続けました。

　大きくむくんだ下肢からは滲出液が流れ落ち、床に水溜まりがみるみるできるほどのつらい状態が続きました。皮膚・排泄ケア認定看護師に相談の上、洗浄と軟膏処置および紙おむつを利用した包帯交換を毎日行いました。トイレに立つ機会を逃さず、足浴と下肢の包帯交換を行い、少しでも苦痛が緩和されるようケアを行いました。ベッドから起き上がれなくなってきた頃には、排尿の一連の流れに30分程度かかるようになりました。利尿薬を使用していたため排尿間隔が短く、トイレ到着までに失禁となり、労作時呼吸苦に加えて、皮膚びらんのリスクが高まる状態になってきました。亡くなる10日ほど前に、Nさんと家族とよく相談し、膀胱留置カテーテル挿入に至りました。挿入したところ、「よかった」という反応が得られました。その後は、専門的判断のもと、安楽を配慮した上で、最終段階まで「トイレまで歩き（排便）たい」という本人の意思を支えました。

人生のシナリオを綴る大切なメッセージ――人生を振り返る心の旅路

　軟便のためトイレまでこらえることができず、体力の消耗も激しいことから、おむつ内への排便も多くなってきました。Nさんは亡くなる10日前頃より、「死んでしまったほうがましや。どこが痛いってわけじゃないけれど、つらくてたまらん」と身の置きどころのない苦痛を訴えました。また、「どうしても整理したいことがある」とも話されました。

　同じ頃、「死んだら献体出すやろう。献体入れる○△×見に行く」という言葉が聞かれました。外出許可が出て、脳症改善の輸液に加えて、予防的に鎮痛薬の投与と、下肢の洗浄と軟膏・ガーゼで準備を整えた後、Nさんは家族と共に外出しました。Nさんはすでに車いす移乗は全介助でしたが、「入院以来（外出は）はじめて。楽しみ」と言い、看護師は玄関まで同行して出発を見送りました。3時間後に帰院し、「疲れた」と息切れしながらも、「お墓参りやアイスクリームを食べてきた」と穏やかな表情で話されました。「やりたいことができた」と話す満足そうな表情を見て、看護師は無事の帰院に安堵しました。

　キーパーソンの長女は、日ごとに悪化する母親の状態を心配しながらも、母親に残された時間が少ないことを受け止め、覚悟と共に思い出づくりをされていました。家族の協力を得て、貴重な時間を母親の面会や付き添いに費やして

いました。嫁ぐ前の母娘のようなお互いを気遣う温かい語らいの様子を、看護師も看守りました。「外の景色が見たい」「夜風にあたりたい」「いらいらする」「もどかしい」とNさんが言うと、本人の希望に合わせて看護師2人が全介助で移動し、長女はNさんの身体をさすり、かゆみのある部位を軽く叩いたりしながら、ゆっくりとNさん、長女、看護師で車いす散歩を行いました。Nさんが安心して下を向き、うとうとされたところで病室に戻りました。通常の車いす移乗が難しくなった後は、リクライニング型の車いすに20分かけて移乗し、消灯後も看護スタッフ間で業務を調整して30分間の散歩を行いました。

　Nさんが亡くなられた後の振り返りカンファレンスで、「この病院で献体をお願いしている」という長女から聞いたエピソードが出ました。以前Nさんから「準備しているお墓に行きたい」と聞いたスタッフもおり、「献体入れる……」と言っていたNさんの言葉は、外出時に「献体塚を見たい」と言った言葉とそのときはじめてつながりました。Nさんの遺志がスタッフの心に染み渡った瞬間でした。

　後日、長女から、外出したあの日、生まれ育った実家や故郷の山、いつも出かけていた場所、菩提寺、献体塚へのお参りなど、Nさんの体力はすでになく、車窓から眺めてめぐったことを聞き、つらい状態の中、"人生を振り返る心の旅路"としての最期の外出をやり遂げたNさんの覚悟を知りました。また、献体にあたっては、在宅で過ごした最期の10日間に、家族の承諾を得て献体の手続きを完了したこと、その際、医師や看護師によくしてもらったと話していたことを知り、胸が熱くなりました。亡くなられた日の朝、東病棟8階の窓辺にのぼったばかりの朝陽が差し込んだ光景は、この方の凛とした人生の最期を神々しく照らしているように見えました。

　終末期には、一見、せん妄や肝性脳症のために出てくる混乱した言動と判断して、聞き逃してしまいそうなことも、本人にとっては意味のある、人生のシナリオを綴る大切なメッセージであることに気づきました。患者の人生を敬い、より深く"患者の思い"に気づくことが看護師の使命であると思います。

事例からの学び

　前向きカンファレンスで"思いに寄り添う看護"の方向性を探し、振り返りカンファレンスで患者の思いや人柄への理解を深め、その尊さをチームで共有する姿勢が、看護の原点としての倫理観を育むのだと感じます。

　入退院を繰り返す患者の多い当病棟で、その患者の歩みを知る看護師が、蓄積される情報をもとにていねいに振り返り、本人の思いを聴きながらカンファレンスで具体的なアドバンスケアプランを話し合うこと、本人の生きがいを大切に、心地よい環境づくりと希望を支える看護ケアを調整すること、患者・家族にとって何でも話せる看護師となり、温かい信頼の絆をつくること、などを大切にしたいと思っています。

おわりに

患者の身体と心を縛る抑制をゼロに――チームでつなぐ今日から明日へ

　現在、抑制ゼロへの取り組みは、病棟で日々大切にしながら、その実施期間を延長しています。看護チームにとって、時にその継続は簡単なことではないかもしれません。しかし最近、看護師長を勇気づけるエピソードがありました。

　ある日、スタッフステーションに最も近い病室で患者の状態悪化があり、看護師長が重症個室への転室を考えたそのときです。ある看護師から、「転室は待ってもらえませんか。重症個室へ移動すれば、中で何が起きているかわかりません。今のベッドなら、頻回に患者さんを見に行けるので、しばらくそうさせてください」という言葉が聞かれました。患者の転倒を心配するその看護師は、重症個室のみに備えられた監視モニタの存在を知りながら、そう考えたのです。その言葉は、映像で患者を観察することを看護と"錯覚"していたときは過ぎ、患者の傍らで看て、触れて、聴いて知る真の看護の大切さを、伸び盛りのスタッフがもう体得していることを知ったエピソードでした。

　実際、私たちは、紐などで患者の身体を拘束する抑制は「どんな理由があろうとも行わない」という信念をもち、看護にあたっています。当病棟では、抑制としてのセンサーマット、監視モニタの使用を協議するようなカンファレンスは久しく行われていません。それらの使用自体が、看護師の意識にのぼらない状況なのです。

　センサーマット使用等の苦渋の選択は、いつか生命に直結するリスクに伴い検討するものと考えています。しかし、その使用にあたっては、細やかな看護記録による看護判断と、その根拠の記録、1日のうち何のために何をどれだけ使用したかがわかる分単位〜数時間の記録の裏づけ、解除に向けた毎日のたゆまぬ評価に加えて、癒やしのケアとしてのユマニチュードに配慮した対応、足浴やアロマによるケア提供等が前提になると考えています。チーム全体で抑制への厳しい条件を課し、一方で温かいケアの提供により、その回避を追究したいと思います。

　患者の身体だけでなく心をも縛る抑制をゼロにするために、今日もチームで取り組み、明日へそのバトンをつなぎたいと思います。そして、患者・家族の気持ちに寄り添うケアをチームで紡ぎ、患者が認識力低下に至った時期でも、自分らしい人生の自己決定を支えたいと願っています。患者・家族の心の中に温かく"宝物"として残る看護実践はまた、看護師の心にも明かりを灯す体験として残ることを信じています。

　Nさんが主人公を務めた舞台の幕は下りましたが、生命の尽きるその瞬間まで、自分の信じる生き方を貫いたNさんと、それを支えた遺族の方々に、深い尊敬を込めた拍手を捧げたいと思います。

（山上和美、北野真知子、中西悦子）

Part 3 [肝胆膵移植外科、胃腸外科]

14 それでも大切にしたいこと、そのためにとことん考える

はじめに

　病床数50床の消化器系外科病棟である西病棟8階は、県内を中心として、最後の砦として入院してくる患者が多くを占める病棟です。集学的治療を行っており、手術件数は約20件／月、化学療法は約30名／月、放射線療法は約5名／月程度です。また、人生の最終段階を迎え、当病棟で看取りとなる患者が3名／月程度おられます。

　2014年度の転倒・転落件数は31件、抑制実施件数（抑制帯、ミトン、監視モニタ、離床センサーマットの使用）は40件という状況でした。

西8 "これならできるぞ" 計画

　このような病棟環境の中で、当病棟ではここ数年、せん妄予防ケアに力を入れてきました。

　2014年度は、年度目標を「患者の希望や思いに重点を置き、患者・家族と共に療養生活の目標を設定し、退院に向けて患者の力になれる看護実践を行う」と設定し、取り組みました。

　この年、膵体部腫瘍術後の敗血症による心肺蘇生後脳症から認知機能低下をきたした患者で、末梢点滴、気管カニューレ、胃管カテーテル等の自己抜去が続いたため、両上肢にミトンを装着し、スタッフステーションのモニタから監視を続けた事例がありました。患者のストレス軽減のため、リフトバスによる入浴やフルリクライニング車いすでの散歩、リハビリテーションのメニューを理学療法士・作業療法士といっしょに考えるなど、抑制の代替ケアを取り入れたところ、大きな事故なく、家族の希望である近医へ転院されました。このとき実践したケアは、「チーム間での抑制の緩和・解除に向けての話し合い」「ルート類自己抜去の原因の明確化」「家族の思いをくみ取る、ラジオなど馴染みの物を持参していただく等の家族との連携」「抑制以外のケアの検討」です。

　2015年度は、年度目標を「術後患者の転倒・転落や自己抜去などのインシデントが減少する」とし、小目標は「不必要な行動抑制をしない」「転倒・転落、自己抜去のインシデントが減少する」として、環境面から術後せん妄予防

表 3-14-1　せん妄予防に対する環境整備シート

不快な刺激を減らす	1	採尿蓄量比重測定装置（ウロミニ）、ベッドサイドモニタは夜間モードに設定する
	2	アラーム音が鳴らないよう、輸液ポンプのコードの抜けや点滴の残量を確認する
心地よく過ごせるよう療養環境を整える	3	起床時はカーテンやブラインドを開け、窓から日光を取り入れる。また窓からの景色が見られるように、ベッドの配置を調整する
	4	夜間に不必要な電気を消し、患者の希望に合わせた照明に調節する（真っ暗ではなく、周囲を確認できる程度の明るさを工夫）
	5	患者の希望に合わせた室温設定や適宜換気を行う（ドレーンや排泄物のにおいが気になるときは消臭機器を設置する）
	6	夜間の睡眠を阻害しないよう足音やドアの開閉音に注意する。患者の希望を取り入れて眠剤の使用を調整する
感覚遮断を減らす	7	メガネや補聴器の着用。食事の際は必ず入れ歯の使用と口腔ケアを実施する
	8	カレンダーや時計を患者の見える範囲に設置する
	9	写真や慣れ親しんだ物を飾り、自宅の空間に近づける。好みの音楽やラジオ鑑賞を促す
生活リズムを整える	10	日中は回復過程に合わせて不動の状態を避け、適度な運動活動を促す ＊日中・夜勤帯の2回/日、評価
個別ケア		せん妄発生時に計画する

（山上和美：平成27年度成果報告会資料）

に対するケアの標準化に取り組み、「せん妄予防に対する環境整備シート」を作成しました（表3-14-1）。

　また、術後せん妄発症患者へのケアの積み重ねの中で、抑制をしない代替ケアへの取り組みとして、「看回り回数を強化し、担当者だけでなくチームで看る意識」「監視モニタやセンサーマットの使用は極力避けること、抑制が必要だと思ったら必ずチームで相談し、たとえ使用に至っても、時間短縮や装置が見えない工夫をする」「ルート類の整理、リハビリや本人の関心事を利用した刺激、入眠を促す目的で眠前に足浴ケア等を取り入れる」などを行い、ケアの根拠がわかるように記録を残すことで看護の方向性を示していきました（表3-14-2）。

とことん付き合う

　2016年度は、看護師長の交代がありました。せん妄予防ケアに対する取り組みは、もう一歩患者へのケアに踏み込んで、年度目標を「せん妄予防ケアを増やす」とし、小目標を「その人らしく過ごせる看護を実践する」としました。

　年度当初には、病棟全体に「抑制はしない」職場風土が定着しつつありました。カンファレンスでは、「モニタでの監視やセンサーマットが必要かもしれない」との言葉がスタッフから出ることがありましたが、"その人らしく過ごせるために、何かできるケアはないか"を考え、抑制の代替ケアを実践しまし

表 3-14-2　今の私たちの約束：抑制に対する西8品質を向上する取り組み

前期	後期
● アセスメントと環境調整 ● 看回り回数の強化（足で稼ぐ） 　・1時間に1回等、頻回な訪室 　・担当看護師だけでなく、チーム皆で看る協力体制 ● 監視モニタで映しても、使用時間の短縮を心がける 　センサーマットを使用しても、使用時間の短縮を心がける 　日中は外す、見えないように片づける 　電源を切る時間帯を延ばす ● 輸液ルートの整理、衣服の工夫で気にならないように調整 ● リハビリテーションの実施 ● 興味を示すテレビ番組の選択 ● 個別性に合わせたケア（足浴など）	● 抑制をしない患者ケアへの取り組みを示す ● 日々、1例1例ていねいに検討 ● 看護・ケアの根拠がわかる記録で看護の方向を示す 　・なぜ？→○○だから（でも実施したくない……） 　・一度抑制をしたら、さらに頻回に行うようになる 　・看回り（約1時間）とその記録をする 　・常に抑制を行う時間の短縮を心がけ、中止につなげる 　　　　　↓

（山上和美：平成27年度成果報告会資料）

た。
　この年の秋、勤務者人数の少ない夜勤帯に、人工呼吸器の蛇管を自分で外し、危機的状況となった事例がありました。夜勤メンバーで業務調整を行い、患者のそばに交替で寄り添い、呼吸苦を少しでも軽減するなどして、抑制という手段をとらずにとことん付き合うことで夜を乗り切りました。
　2017年度は、年度目標を「高度急性期看護として療養生活の整え方を向上させる」とし、小目標を「排泄に伴う苦痛に対するケアを増やす」として取り組みました。
　抑制実施件数は、2016年度はじめに監視モニタを1日だけ使用して以降、現在までゼロを更新し続けています。

事例紹介

　2016～17年度を通して取り組んだ事例を紹介します。
　Gさん、男性、60歳代。食道がんの手術後、呼吸不全、腎不全、左不全麻痺、反回神経麻痺など様々な合併症を併発しました。身体状態が悪化して、ICUと当病棟との転棟を繰り返し、入院期間は1年2か月に及びました。入院中に膀胱がんがみつかり、手術を受けましたが、身体状態が安定し、リハビリ療養目的で近医へ転院することができました。
　せん妄が遷延し、気管カニューレや点滴ルートの自己抜去、ベッドからの転落もありましたが、看護スタッフは抑制を行わず、Gさんととことん付き合いました。

看護の実際

インシデントからケアを考える

　Gさんは、ICUでは点滴ルートを自己抜去したり、人工呼吸器回路を外したことがありました。当病棟転入時は人工呼吸器管理下であり、"もしも回路を外すことがあったら"との心配があったので、点滴ルートの自己抜去や人工呼吸器回路を外したことについて検討するためにカンファレンスを実施しました。リーダー看護師の「万が一、挿管チューブを自己抜去しても、すぐに呼吸停止するわけではないから大丈夫。Gさんに声を出してもらうこと、発声することにより、肺も広がるわ」という一言が、人工呼吸器回路が外れた場合に対するスタッフの不安を和らげました。"自己抜去が即、死につながるわけでない"という安心感から、Gさんに合わせた快のケアが行われました。

不眠の原因を徹底的に考える

　気管カニューレの自己抜去が続き、「Gさんはなぜ眠れないのだろう？」と私たちはGさんが眠れない原因と対応について、「せん妄予防に対する環境整備シート」に照らし合わせて評価し、考えられるケアを実施していきました。同時に、不穏時薬や眠剤を使用しながら、吸痰や呼吸を整えるケアを行い、体位を整える、Gさんの話を聞く、入眠するまで傍らに付き添う、夜間の睡眠状況をていねいに観察する、といった対応をしていきました。夜間の状況は、夜勤者と日勤者で切れめなく引き継がれ、主治医や病棟薬剤師とも共有し、不穏時薬と眠剤の投与量や時間などについて細やかな調整を行いました。特に、呼吸、排泄、見当識障害、療養環境の視点から検討していきました。

　呼吸に関しては、肺水腫と人工呼吸器管理による息苦しさがありました。理学療法士から安楽に過ごせる体位の工夫やリハビリテーションの座位訓練の方法について情報提供を受け、休日も看護師が継続できるようにしました。また、妻も説明を受けて、「この人には元気になってもらわないと困る」と言い、積極的に夫の身体を動かすようにしていました。

　排尿に関しては、腎不全のため透析をしており、ほとんど自尿はありませんでしたが、頻繁に尿意を訴え、夜間、眠れない時期がありました。そのつど排尿介助として尿器を当てました。"立って排尿する"ことに対しては、立位が十分にとれないため、少しでも排尿した爽快感を得られるように、座位で尿器介助したり、就寝前に間欠的導尿を行うことで残尿感の軽減に努め、ゆっくり休んでいただきました。また、そのつど排尿量を示し、少しでも排泄したことを実感できるようにかかわりました。

　排便に関しては、電解質や栄養状態が整わず下痢になりやすい状況であったため、医師と相談し、経管栄養の投与速度や時間等の調整をそのつど行うとともに、排便パターンをとらえるようにしました。失便時には早急に対応し、少しでも不快な時間を減らしました。排泄方法は、気管カニューレやルート類が挿入されていたため、看護師3名でベッドからポータブルトイレへの移動を

行いました。せん妄が改善し、便意を自ら訴えることができるようになってからは、おむつからパンツへの移行にもトライするようになりました。

見当識障害を解消するため、朝のブラインド開放から就寝までの日常ケアの中で、感覚遮断を減らすリアリティオリエンテーションが行われました。また、相撲や野球を中心としたテレビでのスポーツ観戦、新聞を広げて記事をいっしょに読むなど、Gさんの好みのことに関心を向けるような外的刺激を与えました。さらに、少しでも切れめのない外的刺激を与えることができるように、担当の理学療法士と連携してリハビリテーションの時間調整を行い、夕方に足浴を実施し、快の刺激から心地よく眠りにつけるようにしました。妻は毎日面会に来ていて、Gさんにとって大きな力となり、安心につながっていました。

部屋の温度や湿度などの環境面も整えました。個室であり、冬季は乾燥して室内の湿度が20％程度となることがありましたが、適切な加湿で空調管理を行い、痰が粘稠にならないようにすることで、少しでも息苦しさが改善できるようにしました。皮膚の掻痒感が増すことで不眠となり、そこからせん妄を増強させないように、また点滴ルートに触れて自己抜去する可能性があったため、清拭や部分浴後には必ず保湿剤の塗布を行いました。Gさんからの要望に応じて、1日に何回も軟膏の塗布と身体に触れるかかわりを実施しました。

清潔ケアにおいては、リフトバスを利用して快の刺激を与えました。簡易式人工呼吸器での呼吸の管理や時間調整、浴室までの移動を、医師や臨床工学士とも協力して整えました。

人工呼吸器を離脱してからは、会話ができるように、気管カニューレからレティナに変更となりました。気管切開部は瘻孔化していないためカフのないレティナは固定が安定せず、事故抜去を予防するためにカニューレバンドを装着していましたが、何度も自己抜去がありました。

安全に呼吸管理をするため、SPO$_2$モニタで呼吸状態をモニタリングして、アラーム対応で訪室しました。また、万が一の自己抜去に備え、スタッフでレティナの仕組みや固定方法の確認をしました。自己抜去は夜間に多く、そのつど当直医がバックバルブマスクで対応しながら再挿入をしていました。

Gさんはレティナを自己抜去したことを覚えておらず、スタッフからは抜去の原因として「咳嗽反射ではないか」「無意識に触ってしまっているのではないか」などの意見があがりました。しかしある日、レティナがオーバーテーブルに置いてあり、Gさんから「外れてしまった」との言葉が聞かれました。その言葉から、「Gさんは自分で外れたことが認識できる状態なのではないか」とスタッフから意見が出たことを受けて、呼吸苦に対する対応をGさんの反応を確認しながら行うとともに、レティナの固定方法の工夫をしました。

レティナの再挿入時に、Gさんは「（再挿入で）すっきりしない」との違和感を口にするなど、フィット感について自身で言葉で表すことができるようになりました。看護師も本人の発する言葉から、呼吸状態や見当識障害の程度を確認できました。朝には「昨夜はすまなかった」との言葉も聞かれ、せん妄からの回復を実感しました。

また、ナースコールを取ろうとして、自分でベッド柵を下ろしてベッドから転落したことがありました。「勝手に動くから抑制しよう」ではなく、「何かを

取ろうとしたのではないか」と行動の理由を考え、ナースコールやテレビのリモコン、メガネ等がGさんの手の届く範囲にあることを確認してから退室することを徹底しました。この転落以降、近医に転院されるまでの間に転倒・転落はありませんでした。

これもリハビリだね（透析室での看護）

　まだせん妄は遷延したままのときに腎機能低下により透析が再開となり、病棟から血液浄化療法部へ出療となりました。気管カニューレが挿入されており、環境の変化による自己抜去の心配がありました。移動中の万が一の事故抜去に備えて、搬送は看護師だけでなく、臨床工学士、医師と行いました。

　透析は4時間以上の時間を要しました。透析の開始当初は、ルートに触れたり、右手で空をつかむような行動があり、担当看護師はブラッドアクセスカテーテルの抜去を心配していました。そこで、血液浄化療法部内で業務調整し、看守りケアを行っていたところ、「右手で空をつかむような行動は、テレビのスイッチを押そうとしていたのではないか」と推察できる様子が見られました。そこで、ルートに手が引っかからないようにベッド周囲を整えるとともに、右手を制止するのではなく、右手の可動域を考えて、「これもリハビリだね」とリモコンを触ろうとする動作を看守りました。また、皮膚のかゆみと乾燥に対しては、病棟と同じように保湿剤塗布によるタッチングを行いました。

　タッチングによる安心感とかゆみの苦痛緩和により、透析中のルートトラブルもなく、Gさんは4時間の透析治療を終えることができました。

もうだめかと思ったとき、看護師さんが支えてくれた（家族への看護）

　Gさんが近医に転院することになった際、妻から「（せん妄など大変な時期に）もうだめかと思ったとき、看護師さんが背中をさすってくれたんです。あのときは本当に助けられた」という言葉をかけていただきました。Gさんにとって妻の存在は大きかったため、せん妄ケアを続ける中でスタッフは妻のケアも行っていました。妻はGさんを励まし、危機的状況を乗り越えてきました。また妻は、「本人は大変だったことを全然覚えておらず、この半年ほどのことを覚えていないって。今はあのときと全然違う」と話し、せん妄の回復を実感できるようになったようでした。

それでも西8で看る

　Gさんは転院前に膀胱がんがみつかり、泌尿器科での手術が必要となりました。専門病棟への転棟による術後せん妄を懸念し、スタッフからは「せっかく安定したのに、転棟することで混乱しないだろうか？」「ここまで回復したのだから、このまま私たちが看る」との言葉がありました。家族も西病棟8階で入院継続することで安心感を抱いていたようでした。

　主治医も転科転棟における環境の変化や栄養管理を考えると、転棟せずにこ

のままこの病棟で術後管理をしたほうがよいと判断しました。専門領域の泌尿器科病棟から手術前後の看護について説明を受け、Gさんは転棟せずに当病棟で術後管理を行うことになりました。

　術後せん妄予防のため、Gさんが安心を得られるように、手術前と同じ部屋へ帰室していただきました。ルートトラブルがないように看護師が頻回に訪室し、リアリティオリエンテーションを実施したところ、Gさんは術後せん妄を発症することなく、スムーズに元の生活パターンに戻ることができました。

事例からの学び

　Gさんが当病棟へ入院していた1年2か月を振り返ると、身体状態がなかなか改善せず、先が見えないことがありました。しかし看護スタッフがベッドサイドへ足を運び、見守りながら、Gさんが何を望んでいるのか、行動一つひとつの意味を考え、とことん向き合ってきました。"抑制しない看護"へスタッフ全員が取り組む中で、看護師は「この方は何を望んでいるのか」と考える感性を高めていくことができました。

おわりに

　Gさんの転院の日は、スタッフのほとんどが見送りに集まってきました。スタッフそれぞれにGさんの回復への喜びがありました。患者ととことん向き合う中で、何かできることはないかと追求すること、そこからケアを考え実践したことを振り返り、私たちは以降の新たな事例に生かしてきました。

　今後目指すのは、「ここで看てもらえてよかった」と患者・家族に言っていただける、そんなチームをつくっていくことです。

（赤坂政樹、藤島則子、宮北由美子、渡辺真貴子、中西悦子）

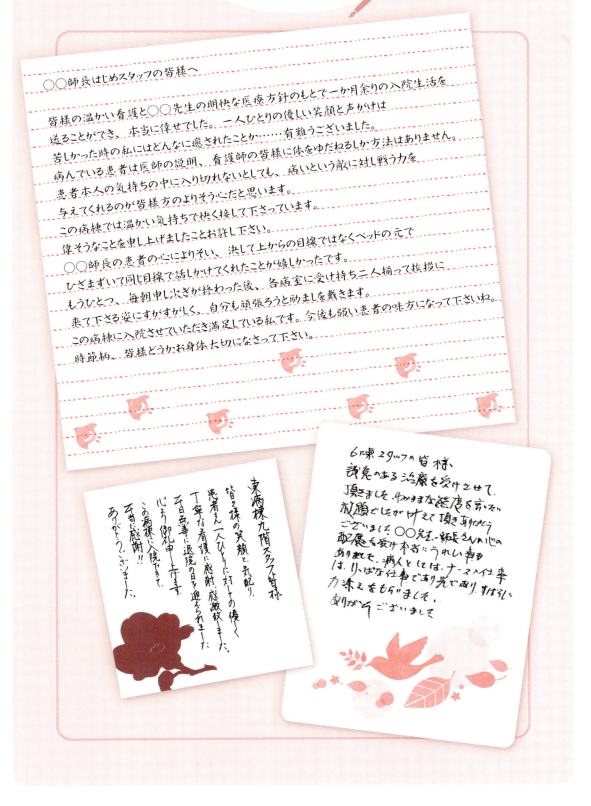

Part 3 腎臓内科、リウマチ膠原病内科

15 傍らで看守る看護の原点
102歳の患者と日に日に心の距離が縮まる

はじめに

　東病棟9階は、腎臓内科、リウマチ膠原病内科の計44床の病棟です。原疾患から重症化し、呼吸器機能や心機能の低下のため人工呼吸器を装着された患者、ステロイドや生物学的製剤による治療や、血漿交換を含めた透析療法を必要とする患者が入院されています。病床稼働率は86.8％、平均在院日数18.3日、患者の平均年齢60.2歳、重症度、医療・看護必要度の基準を満たす患者割合は36.3％です。

　2014年度までは、患者が気管挿管チューブやブラッドアクセスカテーテルなどの医療機器類を触らないようにミトンを使用したり、何度も転倒する患者に対して離床センサーマットを敷き、モニタで監視することもありました。ミトン着用のストレスで患者が興奮してしまうことが多く、患者の傍らで看護師が看守ることも多くありました。経腸栄養剤を注入している時間帯だけ看護師が付き添うことで、患者は安心して過ごせたという経験もしてきました。患者は身体状態が安定していないため、必要なチューブ類が挿入されていることが多く、ミトンやセンサーマット、監視モニタでの行動制限を回避するためには、体動を制限するチューブ類を可能な限り取り除き、生活リズムを整えたり、痛みのコントロール、睡眠の確保、不安や恐怖を与えないように対応するなど、患者・家族と共にケア方法を考えてきました。

　2015年度の看護部目標「抑制という手段を用いることを激減させる」を受けて、当病棟ではリーダー研修受講者が中心となって、抑制を減らすためにはどのようにしていけばよいのかについて考えました。経腸栄養チューブ類を固定するテープの種類や固定方法を検討するとともに、チューブ類が気になる理由について患者から話を聞き、ケア方法を考えるようになりました。また、転倒しても重大な事故にならないように、頻回または定時に訪室したり、トイレのタイミングを声かけしたりすることで転倒予防に努めてきました。

　今回、102歳の認知症のある患者が出血性紫斑病でステロイド治療のため当病棟に入院してきました。入院当日から「ケアの協力を得ることが難しい」「転倒すれば骨折のリスクがある」と予測し、全身状態を改善させるために安全に治療が継続できること、治療の継続によりADLを低下させずに安楽な療

養生活を送ることができるようなケアを増やしていくことで、患者にとって安全で安心のできる看護を提供していきました。後に、看護師の語りの中で、今回の事例で看護の力を感じたという意見も聞かれました。自分たちの看護を振り返ることで、患者に寄り添うケアとはどういうものなのかを考える機会となり、看護師全員に成功体験として引き継がれている事例を紹介します。

事例紹介

　Fさん、女性、102歳。出血性紫斑病、認知症あり。

　Fさんは出血性紫斑病の精密検査およびステロイド治療目的で、金曜日の夕方、当院救急部に搬送されました。知らない医師や看護師に囲まれることで興奮し、四肢を激しく動かすため、医師や看護師に押さえつけられながら、採血・輸液ルートの確保、膀胱留置カテーテル挿入、酸素投与が開始されました。その後、当病棟に入院となりましたが、「悪いことはしていない。何で！」と叫び続けていました。

　入院後も、「お父さん」「痛い」などと泣きながら大声を出し、足をばたつかせており、興奮が収まらないため、個室に入室となりました。その日の夜、大きな声で「やめて！」「何をする」と血圧計のマンシェットを巻くことも嫌がり、心電図モニタの電極を外して心電図モニタ装置を床に投げ、酸素マスクも顔を振って嫌がりました。

看護の実際

　看護師が「病院は安全な場所であり、安心してほしい」という気持ちでFさんに触ろうとすると、看護師を叩き、興奮状態は落ち着きませんでした。看護師はFさんがチューブ類を抜去してしまうかもしれないと考え、輸液の固定部が見えないように包帯を巻き、膀胱留置カテーテルはズボンの裾から出すなどの工夫を行いました。Fさんが入院という環境の変化に対応できるように優しく声をかけながら、傍らに付き添うようにしました。

　入院翌日、尿量を計測するためにカテーテルを留置しておく必要性があるかを医師に相談し、抜いてよいとのことだったので抜去しました。昼過ぎ、Fさんが「なんで病院なんかにおるんや。助けて！」と言いながら廊下まで這って出てきたところを発見しました。

　ベッドから転落したことによる骨折などの異常の有無を調べるために、X線やCTの撮影台に移動したところ、興奮状態となり、医師から「抑制対象患者だ」と言われました。しかし、看護師は抑制をすることでさらに興奮が収まらなくなると判断し、「Fさんは自分の意思で這って廊下に出られただけです。入院という環境に慣れていないからです」と伝え、医師と抑制の必要性について話し合いました。その結果、「抑制せずにFさんを看守っていこう」ということになりました。

看護師が勤務交替時に5分ほどFさんの傍らを離れた瞬間に、Fさんがベッドから降りていたことがありました。Fさんはなぜベッドから降りたのかを理解するために、看護師は24時間看守りを続けました。Fさんは「はばかり」と「学校」という単語を発するだけで、それ以上の言葉はありません。看護師が声をかけて身体を触ろうとすると、興奮してしまうことが続いていました。ベッドから降りようとして、靴をうまく履けずにあきらめ、ベッドに戻って寝てしまったこともありました。ベッドから降りようとするときに「はばかり」と言って、一人でポータブルトイレに移ろうとする動作があったことから、「はばかり」と言うときは「おしっこがしたい」と看護師に声をかけていたことがわかりました。「学校」という言葉が何を示すのかは、本人に尋ねても首を振っているだけで、わかりませんでした。

　入院して3日目に、Fさんが入所していた施設の職員が来院されました。しかし、職員の方の顔を見てもFさんに反応はありませんでした。職員の方にFさんが施設でどのような生活をしていたのかを尋ねたところ、「学校」というのは施設利用者が集う場所で、Fさんは施設利用者といっしょにゲームをすることが楽しみで、毎日そこに出かけていたことがわかりました。食事はスプーンやコップをセッティングすれば自分で食べていたこと、食事の時間は7時、12時、18時にミキサー食、10時、15時におやつの時間としてお茶やゼリー、お菓子を食べていたそうです。入浴やリフトバスは大声を出して嫌がるため、シャワー浴をしていたこと、トイレには車いすで行き、手すりにつかまり、立ち上がった後に介助で排泄していたこと、パンツ型のおむつを着用していたけれども、失禁はほとんどなかったこと、4～5日で排便があり、下剤は下痢をしないように工夫して投与していたこと、を聞きました。

　Fさんの息子が面会に来られましたが、話しかけてもFさんはまったく反応しません。けれども、息子がいるとお菓子を自分でつまむことがありました。Fさんは味のない水やお茶は好まれず、コーヒーや乳酸菌飲料（ヤクルト®）を好んで飲まれていたこともわかりました。そこで栄養部に相談し、ヤクルト®と経腸栄養剤のコーヒー味と極軟食を出してもらうことにしました。しかし、80 mLのヤクルト®の1/3程度しか口をつけず、コップに入れても飲みません。栄養状態が悪化しないように輸液の必要性があり、日中の活動を増やすために夜に6時間だけ輸液を行いました。

　活動量を増やすために、病棟の食堂であるデイルームまで車いすで散歩しました。デイルームは窓から景色が見えて、Fさんが「学校」と言っていた場所に近いと推測し、Fさんにとって安心できる場所ではないかと考えたからです。晴れた日の朝は病棟の9階からの眺めがよく、朝日を浴びながら、しばらくいっしょに景色を見て過ごすこともありました。Fさんは徐々に笑顔になることが増えてきました。リハビリテーションは怖がるため行いませんでしたが、毎日何回もベッドから降りて散歩をすることがよいリハビリになっていました。

　「はばかり」と言って夜間にベッドから降りようとしていたので、「おしっこしたいの？」と声をかけると、ポータブルトイレに移ろうとしました。看護師がそっと傍らで看守り、ポータブルトイレの介助を行いました。排泄を終え、ズボンを上げる介助をした後、自分でベッドに戻りました。

ある日、看護師に顔を向けて寝はじめましたが、時々看護師が傍らにいるかを確かめるように目を開けることがありました。Fさんが目を開けたときに、「Fさん、どこかつらい？」と声をかけながら近づくと、看護師の顔を見て安心した表情で、再び眠りました。看護師が傍らにいることを理解し、そのことで安心感をもってもらえたと思えた瞬間です。

　看護師が毎日同じように接していたこともあり、Fさんは看護師の顔を見てくれるようになりました。ある日、大好きなヤクルト®を看護師が差し出すと、全部飲んでくれたそうで、看護師が「ヤクルト®飲んでくれました」と、うれしそうに看護師長に報告してくれました。その後も病院食はまったく口にしなかったのですが、15時のおやつの時間に、看護師が差し出した1枚のクッキーを手に取り、食べ始めました。1枚食べ終わった後、もう1枚自分で食べました。その看護師も「お菓子を食べてくれました」と喜んで看護師長に報告してくれました。そのときのFさんとのふれあいは、看護の力で患者を変化させた瞬間であり、以降もその看護師にとって忘れられない看護の物語となりました。

　数日後、Fさんは紹介元の病院に戻ることになりました。その頃には失禁することなくポータブルトイレで排泄ができ、お菓子やヤクルト®などの息子からの差し入れを食べるようになるなど、元の日常生活を送ることができるレベルにまで回復しており、車いすで転院することができました。

事例からの学び

事例の振り返り

　102歳の認知症のある患者にステロイド療法を導入することが、本人にとって幸せなのだろうか、ステロイドを投与する前に検査を受けることができるのだろうか、入院中に転倒したら骨折するかもしれないなど、入院当初はFさんにどのような看護を行っていけばよいのか、看護を行っていく上での不安がありました。そのため、Fさんが環境の変化による混乱により、「助けて」「いや、何するの」「何も悪いことをしていない」などと叫び、自分の居場所を探すために「何でこんなところに」と言ってベッドから這って廊下まで出てきたことは衝撃的であり、本人に状況を理解してもらうことは難しいと思いました。しかし、10日後の転院する頃には、Fさんの表情も穏やかになり、ヤクルト®を自分で飲んだり、お菓子を渡すと手に取って食べてくれるまでになった患者の変化を感じたことで、私たちが行ってきた看護は間違っていなかったことを実感できました。

　「センサーマットやミトンを使用するより、看守りの看護をすることのほうが、安全で安楽な看護だ」「Fさんが何をしたいのか、Fさんの表情や反応に関心をもって看守り、患者の行動に合わせたケアを取り入れていったことがよかった」「先回りのケアができていたように思った」「言葉を選び、ゆっくりと顔を見て話すようにしていた」等、看護師の行ってきた看護により、ADLを低下させることなくFさんは転院できたのだと思います。

看護師全員がユマニチュードの DVD を観て自己学習する機会がありました。患者の目を見て話しかけること、手を握るなどの触れる動作、声をかけてから車いすやポータブルトイレに移乗する動作を行うことは、ユマニチュードの4つの柱である「見る」「話す」「触れる」「立つ」の動作をうまく組み合わせていました。看護師はいつもユマニチュードの技術を自然に行っていたことがわかりました。患者に優しいケアを追求したチームの取り組みでした。

その後の患者とのかかわり

　102歳の認知症の患者とのかかわりでの成功体験後、私たちは患者と向き合い、患者個々に合わせた看護を行うようになりました。身体状態が低下して、認知機能が低下している患者に対しても、その人の行動を制するような声かけはせずに、本人は今何をしたいのか、行動を観察していくようになりました。血圧測定や脈拍をとるときは、必ず手を添えて測定をするようにしています。また、患者に穏やかに過ごしてもらうためにはどうしたらよいのか、快の刺激になるのはどのようなことなのかを考えるようにかかわっています。看護師一人ひとりが患者に関心をもつことの大切さ、患者の反応を確認しながら声をかけていくことや、患者に触れることを工夫しながら看護しています。

　私たち看護師は、患者が何を思い、考えているのかを理解するために、患者と向き合うようにしています。患者と対面するときは、どのような位置であれば患者が安心するかを確認し、声をかけるときは、患者の前に座って目を見ながら話をしています。そして、ゆっくりと話し、相手が理解するまで待ちます。認知機能の低下した患者に採血などの処置を行うときは、処置を怖がるため、看護師2人で病室に行き、一人が顔を見ながら説明を行い、話しかけながら手を握って、もう一人が処置をするという対応をしています。もし患者が興奮したとしても、興奮している理由を理解して優しく接していくことで、興奮は収まります。また、日中・夜間ともに、患者に動きたいという行動が見られたら、いっしょに散歩をしながら話をするようにしています。

　患者の転倒の理由としては排泄時の行動が多く、中でも排泄後の転倒が多いため、排泄前後の転倒を防ぐケアについて患者一人ひとりの理解力に応じて説明を行ったところ、患者も転倒しないような行動をとるようになりました。また、転倒を防ぐための環境を整えていきました。患者の行動を看守ることで、センサーマットの使用はなくなりました。何度も転倒する患者に対しては、患者の行動を看守り、頻回に訪室し、排泄時間が近くなったら声かけをするなどの対応ができるようになりました。また、患者が転倒してもけがをしないように、ベッドから降りたところに緩衝マットを敷いたり、スリッパの位置がわかるように蛍光テープを貼っておくなどの工夫も行いました。

おわりに

患者を傍らで看守るケアとは何か

　Fさんが転院した後、家族と話をする機会がありました。「入院時を振り返ると、抑制しないで看護師が傍らで看守りながら看護されていたことがとても安心できました」と話してくださいました。

　患者を傍らで看守るケアにはどのような意味があるのかを考えてみると、人としての尊厳を守るケア、患者の頭の中の認識を理解するケア、先回りのケアであり、患者・家族が安心するケアであると実感できました。患者を傍らで看守るケアを実践するにあたっては、チーム内での業務調整をしていく必要がありますが、看護師全員が同じ気持ちに向かわないと調整は困難になります。今回の事例では、チーム内での協力とコミュニケーションによって、患者を看守る看護を提供できたのだと思います。

　また当病棟では、学習会で看護師が高齢者体験スーツを着用して、夜間を想定した高齢者の排泄行動体験をしたことで、患者の転倒予防に対する考え方が変わりました。夜間はナースコールの位置がわかりにくく探すのに時間がかかること、それが動くものだということがわかっていたとしても、排泄後はオーバーテーブルなど何かにつかまりたくなるという気持ちもわかりました。この学習会後、患者への看護を見直すようになりました。患者のためのオーダーメイドなケアを考え、看護チームとしてどのように患者と向き合えばよいのか、さらに対応を進化させていく必要があると考えています。

2017年度を振り返って

　2017年度に「心に残った患者さんについて」という看護の物語を当病棟の看護師33名全員に記載してもらったところ、全員が違う患者との看護の物語について記していました。傍らで患者を看守っていると、「看護師さん、本当はね……」と患者が語り始め、患者の本音を聞くことでケアにつながったことが看護の物語となっていました。また、患者が眠れない夜に何度もいっしょに棟内を散歩したこと、最期を迎える患者・家族との思い出づくりなど、癒やし、癒やされた時間をそれぞれが過ごすことができたことが読み取れました。

　看護師は患者の傍らに常にいることができる唯一の職種です。患者・家族が安心して心を通わせることができる看護師を育てていき、どのような時代になっても本来の看護師の仕事は何かを追求していきたいと思いました。

（寺下千恵、中西悦子）

Part 3 眼科

16 患者の尊厳を大切にした看護がしたい！
離床センサーマットのない看護の実現

はじめに

　西病棟9階は眼科41床と中央管理の特別室2床を備え、2016年度の病床稼働率は84.1％、平均在院日数7.6日でした。患者のほとんどが手術目的の入院であり、小児から高齢者まで幅広い年齢層のあらゆる眼疾患に対応し、2016年度の年間手術件数は1,592件でした。

　2015年度は看護部目標である「抑制という手段を用いることを激減させる」を受け、監視モニタや離床センサーマットも抑制手段ととらえて、部署目標の一つに「監視モニタやセンサーマットの使用についてアセスメントし、使用頻度を減少させる」を掲げ、取り組みました。

　当病棟ではこれまで、視力障害者の転倒防止や認知症患者の離棟防止のため、患者の安全を守るためにやむを得ず監視モニタやセンサーマットを使用していました。2014年度は監視モニタの使用は12名、センサーマットの使用は35名でした。2015年度の中間期に行われた看護部長、副看護部長との目標面接で、「転倒・転落防止に監視モニタやセンサーマットを使用することは本当に効果があるのか」と疑問を投げかけられました。確かにナースコールは鳴ってからでは転倒を防止できるとは思えず、センサーマットを使用するよりも、頻回に病室を訪れて患者の行動を観察し、ケアにつなげるなど、先回りした看護を意識して行うようになりました。その結果、この年の監視モニタの使用は、前期6名、目標面接以降の後期1名、センサーマットの使用は前期20名、後期7名と減少しました。転倒・転落は前期4名、後期4名で、使用を減らしても増えることはなく、監視モニタやセンサーマットに頼らずとも患者の安全が守られることを理解できたように思いましたが、使用はゼロではありませんでした。

　このような取り組みの中、年度末の「抑制しない看護の取り組み」の活動報告会で、他部署から報告された"患者の思いに寄り添い、頻回な看回りで患者の尊厳を重視した抑制しない看護への取り組み"にスタッフが感銘を受け、副看護師長を中心に、「自分たちも監視モニタやセンサーマットを使用しない、尊厳ある看護をしていこう」と気持ちを新たにしました。2016年度は認知症看護やユマニチュードについて学習する機会をもち、対応の実際をロールプレ

イで確認したりすることで、理解を深めることができたように思います。

2016年度より現在まで、監視モニタやセンサーマットの使用件数はゼロです。その原動力になったともいえる、当病棟における「抑制しない看護」の分岐点になった事例を以下に紹介します。

夜間、興奮状態になる患者への対応

事例紹介

Jさん、男性、80歳代。アルツハイマー型認知症。

自宅で転倒し、慢性硬膜下血腫のため近医で手術を受けました。下肢の筋力低下と腰痛のため歩行困難な状態で、両眼の白内障手術目的に当院に転院となりました。

転院時の看護サマリーでは、「夜間、興奮するので身体抑制を行っていた」と記載されていました。家族も「家でも服を脱いでしまう癖があり、おむつも脱いで布団を汚して大変。止めようとするとすごい力で抵抗するので、好きなようにさせていた。大変なら縛ってください」と言われました。医師は「この病院は縛らないんですよ」と家族に言ってくれました。

看護の実際

看護師たちは、「抑制しないで看護を行いたい」という共通の思いでいたので、夜間の興奮に備え、3名の夜勤のうち1名が常時付き添うことができるよう、担当看護師の部屋割りを考慮しました。

入院当日の夜、Jさんは22時半頃より動き始め、一人では歩行困難なはずがベッド周囲を動き回り、衣服や尿失禁したおむつを脱ぎ、シーツを外すなど興奮状態になってきました。声かけするといったんは落ち着きますが、しばらくするとまた興奮して動き出すことを繰り返していました。時にはベッドに立って放尿を繰り返すので、看護師はそのつど身体を拭き、寝具を交換して就寝を促しました。興奮時は看護師2名で対応し、優しい声かけを心がけました。Jさんは尿意があると特に興奮状態になりましたが、看護師はJさんと目を合わせて、優しく身体に触れながら声をかけ、行動を否定するようなことは言わないようにしました。Jさんは清拭すると落ち着き、促されて布団に入りました。

翌日は右眼の白内障手術を局所麻酔で無事に行うことができました。カンファレンスでは、夜間眠れるように日中のかかわりを増やすこととし、車いすでの時間を多くして、散歩や好きなパズルを共に行いました。それでも夜間は興奮し、前日と同様、裸になってベッドの上で放尿したり、歩くなど危険な行為も見られたため、転倒しないよう傍らに付き添いました。その後も衣服やおむつを脱ぐたびに尿器を当て、また傍らで会話することで、Jさんは次第に落ち着くようになりました。

入院3日目、日中Jさんは穏やかに過ごすことができました。夜間も放尿す

ることはありませんでしたが、おむつに尿失禁すると衣服を脱ぐので、そのたびに清拭や陰部洗浄を行いました。ユマニチュードでは共によい時間を過ごしたことを印象に残すことが大切といわれており、清拭はJさんにとって心地よいケアになったのではないかと思われます。

入院4日目に左眼の白内障手術が行われました。夜間に衣服やおむつを外しましたが放尿することはなく、おむつ内に失禁後、清拭すると落ち着きました。ベッド柵をガタガタ鳴らして外そうとするときは、危険のないよう看守り、話を聞いていると落ち着いて就寝しました。

入院5日目の夜、はじめて21時半から5時まで熟睡し、興奮することはありませんでした。翌日、無事に自宅に退院されました。

Jさんの行動を制止せず、興奮したときは傍らに寄り添い、優しい声かけや清拭等の快の刺激を与えることで、夜間の興奮が日ごとに和らぎ、最終日の夜は興奮することなく休まれるという、驚きの変化をもたらしました。看護師たちは認知症患者と向き合い、患者を大切にした尊厳ある看護を行うことができたと思います。看護師たちも患者の変化を目の当たりにして、自分たちの看護に多少なりとも手ごたえを感じた事例でした。

その後、他病棟の対応困難と思われる患者のカンファレンスに何度か参加する機会があり、多職種で検討することの大切さを学びました。当病棟でもその経験を生かすことができた事例を次に紹介します。

パニック発作のある患者への取り組み

事例紹介

Zさん、男性、20歳代。精神発達遅滞、広汎性発達障害でB病院精神科に通院中。

Zさんは以前からパニック発作があり、飛び跳ねたり頭や眼を叩くなどの自傷行為が原因で外傷性網膜剥離を繰り返し、左眼は失明状態でした。右眼の網膜剥離、白内障手術目的で当院に入院となりました。

看護の実際

外来での入院予約時、医師の間では精神科病棟に入院するか、眼科病棟に入院するか判断に迷う事態となりましたが、眼科病棟での入院に決まりました。外来看護師から当病棟の看護師長にすぐ、対応困難と思われる患者の入院が決まったと連絡が入りました。外来看護師は患者の様子を観察し、家族から患者の生活情報を詳しく聴取して、看護記録に記載しました。

パニック発作の誘因や対応の確認、術後の眼の保護のためゴーグルの装着を家で試すこと、叩いても大丈夫なようにフルフェイスのヘルメットの準備と、自宅での装着の練習を依頼しました。入院前の外来受診日に病室を見学してもらい、本人の様子を直接見て、家族から必要な情報を得ることができました。病棟見学について母親は、「実際に病室を見たり、看護師に会えて安心した」

と喜ばれ、面談することでお互いの安心につながりました。

　入院時情報として、右眼もほとんど見えていない状態で、生活全般に介助が必要であること、数か月自傷行為はないけれども、一度始まると大人2人でも止められないくらい激しく叩き、激しい足踏みや奇声を発すること、ストレスや疲れがあると症状が出やすいこと、夜は家族が添い寝しないと眠れないため、家族の協力が必要なこと、手袋を装着し、お気に入りのタオルや手鏡を持つと落ち着くこと、単語をたまに発する程度で会話にはならないこと、等を知ることができました。

　入院当日に多職種カンファレンス（主治医、精神科病棟の看護師長と看護師、手術部看護師、臨床倫理担当副看護部長、病棟看護師が参加）を実施しました。「患者が落ち着いた状態で手術に臨むことができ、術後の眼の安静が保てる」ことを目標に話し合いました。①医師の治療方針、②患者の理解度、③ADL状況、④手術室への移送方法や麻酔導入までの環境（手術室に家族といっしょに入室し、麻酔導入までいてもらう、手術室に好きな音楽をかけてもらう）、⑤パニック発作時の対応、⑥術後の眼の保護、点眼方法、⑦家族のサポート状況、⑧患者の好きなもの、愛称、などについて確認し、情報を共有することで、ケアについて考えることができました。

　入院翌日の手術日の朝、術前の点眼は眉間に皺を寄せながらも行うことができましたが、2回目以降は布団をかぶって嫌がりました。声をかけると、少し布団を下げてくれました。点眼のたびにできたことをほめ、「がんばったね」と労いの声かけをし、腕や手をさするなどタッチングを心がけると、表情は穏やかになりました。

　手術室へは、Zさんが安心できるようにいつもしていた手袋を着けて、手鏡とタオルを握りしめて、車いすで入室しました。術後はベッド上での移送とし、麻酔覚醒時に父親に手術室に入ってもらい、Zさんの枕元に立って声かけをするとベッドに移ることができました。父親の声かけや看護師が手を握ることなどで、Zさんは興奮せずに帰室しました。病室では眼帯を取ることもなく落ち着いており、祖母の添い寝で休むことができました。

　翌朝より点眼開始となりましたが、眼に触ると固く閉じてしまうため、祖母に手を握ってもらい、看護師は声かけしながら、時間をかけて何とか点眼することができました。少しでも見やすくなるように、ガーゼ眼帯から透明なアクリル眼帯に変更しました。眼帯が気になるようで、時々外してしまうことがありましたが、付け直すときはおとなしくしていました。

　6日間の入院中パニック発作はなく、点眼を嫌がるしぐさは見られましたが、激しく抵抗することなく点眼を行うことができました。眼を叩くなどの行為も見られず、準備したヘルメットは使用しませんでした。

事例からの学び

　対応困難と思われるような患者であっても、入院前から情報をとり、患者・家族と面談して多職種カンファレンスを行うことで、患者を理解し、患者に

とっての最善のケアを提供できるように自分たちも準備することができました。余裕をもっての対応ができたため、患者へもよい影響を及ぼすことができたのではないかと考えます。

おわりに

　事例を重ねるごとに看護師の意識も変化し、看護の手段としてセンサーマットや監視モニタの使用を考えることはなくなり、必要なだけ患者の傍らへ行くことが当たり前の看護になってきました。

　このような中、7年前に網膜剥離術を行い、麻酔覚醒時に抑制をした精神発達遅滞のある30歳代の男性患者が再入院されることになりました。先の事例と同様に準備を早めに行ったところ、抑制することなく手術を終えることができ、無事に退院されました。カンファレンスに参加した手術部看護師が手術室で麻酔医に前回入院した際の麻酔覚醒時の様子を伝えると、「麻酔覚醒時に興奮したのであれば、少しでも刺激を与えないように、ベッドに移動してから抜管しよう」との提案がありました。実際には、抜管後に興奮して起き上がろうとする行動がありましたが、家族や看護師の声かけや手を握ることで興奮は和らぎ、帰室後も眼帯やマスクを外すことはありませんでした。

　私たちの抑制しない取り組みを医師たちが少しずつ理解し、共に考えて行動するようになってきており、「抑制しない看護」が多職種に浸透してきているように感じています。

（田中千秋、中西悦子）

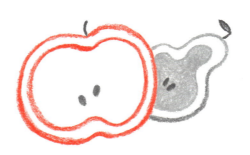

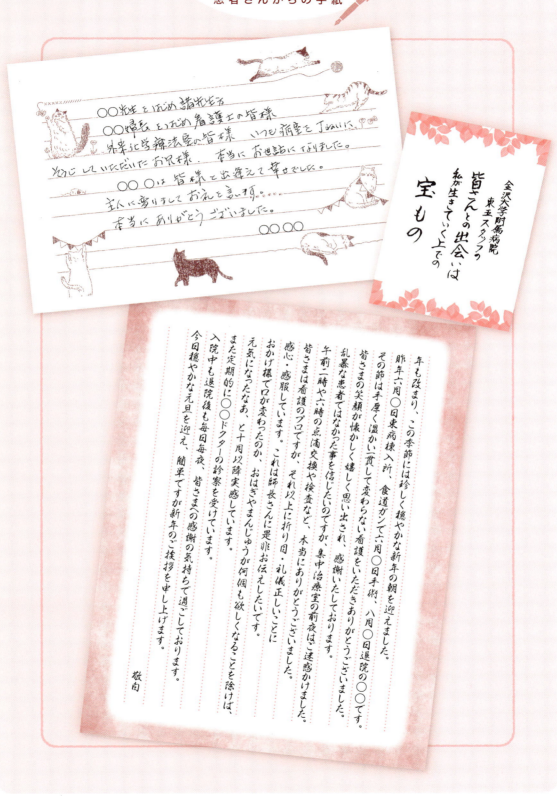

Part 3 【がんセンター、皮膚科、形成外科】

医師から身体抑制の指示が出た患者への対応
多職種カンファレンスを行って

はじめに

　東病棟10階は、がんセンター、皮膚科、形成外科を主とし、中央管理病床、緊急緩和ケア病床を有する混合病棟です。中央管理病床があるため、内科や外科など様々な疾患の患者への看護を行っています。また緊急緩和ケア病床として、がんに伴う苦痛による予定外の入院を受け入れることもあります。人生の最終段階における緩和ケアの必要な状態では、せん妄様症状を発症する患者も少なくありません。痛みや発熱、血液データのバランスが崩れることによる身体的・精神的な苦痛から、せん妄様症状が見られます。皮膚科や形成外科の治療でも、高齢患者への点滴治療、術後の安静による苦痛からせん妄様症状が見られることもあります。

　当院全体で抑制ゼロへのチャレンジを行ってきたことで、せん妄様症状の見られる患者への対応は変化してきました。リスクの予防として身体抑制や行動制限をするのではなく、睡眠を整えること、生活リズムをつけて生活を整えること、患者が希望どおりの行動をとっても危険のないように環境調整を行い、看守ること、痛みやつらさなどの苦痛に早急に対処し、緩和に努めることを通して、最期まで患者の尊厳ある人生を支援するためのケアを提供できるように取り組んでいます。

事例紹介

　Ｉさん、男性、60歳代。慢性光線性皮膚炎、2型糖尿病、高血圧、原田病、白内障等で、当院皮膚科・代謝内科への通院・入院歴があります。長年、自動車整備士として働いていましたが、半年前に退職し、自宅で静かに暮らしていました。60歳代の妻、30歳代の長男との三人暮らしで、次男は県外在住です。妻はアルツハイマー型認知症で当院神経内科に通院中で、家に帰れなくなったことが数回ありました。

　Ｉさんは1か月ほど前から自宅で転倒を繰り返すようになり、頭部や臀部を打撲・受傷し、転倒による臀部の裂創の治療のため入院となりました。入院後

もふらつきは強く、日常生活を自分で行うことが困難となっていました。内科的な疾患も検討され、代謝内科に転科となり、神経内科の疾患も疑われました。入院当初、日常生活が困難となる原因は不明でしたが、点滴の自己抜去や、立位保持できない状態なのに一人でベッドから降りようとする等の行動が見られました。また、説明を理解することが難しい状態でした。

　確定診断がつくまでの間は、危険を伴う行動に対して有効な対処方法がなく、医師からは「身体抑制しかないのではないか」との意見がありました。看護師は、身体抑制をすることのメリットは何一つないと考え、病状については医師や薬剤師と相談し、可能な範囲で薬物調整を依頼しました。ケアについては看護師間でカンファレンスを繰り返し行い、日常生活を整え、Iさんらしさを見出せるケアを提供していきました。そして、身体抑制をすることなく、Iさんの状態は改善傾向となりました。

看護の実際

入院までの経過

　20XX年秋のある日の昼頃、Iさんは自宅で後ろ向きに転倒し、頭部と臀部を強打しました。夕方に帰宅した長男が、Iさんが血だらけになっているところを発見し、救急車を要請して当院に救急搬送されました。救急部にてCT検査を施行したところ、頭部の外傷性出血等は認めず、臀部裂創・血腫形成があり、洗浄と止血処置、ペンローズドレーンが挿入されました。帰宅も可能だと医師から説明されましたが、ふらつきが著明で立位が保持できず、また1か月前より転倒することが多くなっていたことから、経過観察のため皮膚科に入院となりました。

　入院時のIさんは、「えらい目にあった。いつも同じところで転ぶんや。最近は滑ったり、蹴つまずいたりすることが多くなった。転んだときは家におったと思う。トイレに行こうとしてテレビ台につかまったら、いっしょに倒れたんや。死んだかと思うくらい痛かった。転んだ後のことは覚えてないな」と話していました。

入院後数日

　入院時よりふらつきが著明で、立位保持は困難な状況でした。意思疎通ははかれますが、状況により変動がありました。見当識は保たれ、ゆっくりと会話ができるときと、日付や曜日がわからないときがありました。臀部の裂創のため、皮膚科主治医からは長時間の車いす移乗を禁止されていましたが、床上での安静制限はありませんでした。

　Iさんは夜間はおおむね睡眠はとれていましたが、自発的に体動することはなく、体位交換や食事時の体位調整などには全介助が必要な状況でした。救急部からの転棟時には膀胱留置カテーテルが挿入されており、排便はおむつ内排泄で、看護師介助にておむつ交換を実施していました。食事はかき込んで摂取

し、食べこぼすこともあったため、看護師が食事中は看守り、適宜声かけを行っていました。

　長男からは、「日中は（自分は）仕事で出かけるから、父と母の二人で家にいました。父は身の回りのことはほとんど自分でしていました。前からぼーっとしていたところはあったので、急に変わった印象はなかったと思います」との情報がありました。

　入院前の生活状況について情報収集が必要と考えましたが、妻はアルツハイマー型認知症であり、一人での来院や情報収集は困難でした。同居の長男が唯一のキーパーソンでしたが、日中は仕事のため、面会に来るのは夜に短時間であり、Ｉさんの入院前の生活状況の変化などの詳細な把握は限られていました。少しずつの情報をカンファレンスで共有し、不足の情報収集を行いながら、患者・家族へのケアを話し合っていきました。そして、臀部裂創の回復のため、床上安静を保ち、不足するセルフケアの支援を中心にかかわることにしました。

入院後のせん妄様症状の増強

　入院から5日後に、ふらつきの精密検査のため、病棟の変更はありませんでしたが代謝内科に転科となりました。この頃より、日付などの見当識が曖昧になり、返答もゆっくりになりました。長男からも面会時に、「もともとぼーっとしていたところはあったけど、ここまでじゃなかったですね」との発言がありました。また、「今、父と話していたけど、話がつながらないですね。半年前に仕事を退職してから、趣味もなく自宅で過ごしていました。母親は元気に見えますが、アルツハイマーになって、徘徊もあって、家に帰って来れなくなったこともあるんです。最近は買い物もいっしょに行くようにしていました。父親も転んだり、話がかみ合わない状態なのはわかりましたが、このまま父も母も世話していくとしたら、自分はどうしていけばいいんでしょうね」と、今後の生活に対する不安を話されました。

　パーキンソン病・認知症の疑いにて、入院から1週間後に神経内科を受診しました。神経内科にて、見当識の変動等の認知機能障害、無動を主体としたパーキンソニズム等が疑われました。入院時より意思の疎通が十分にはかれないことが時々ありましたが、この頃より、夕方から夜間にかけて、点滴ルートを触る、ベッドから降りようとする、といった行動が多くなりました。しかし時には、「自分で起き上がれないと家に帰れんな」「お風呂に入りたい」という意思表示もされていました。

　日常生活状況をよく観察し、Ｉさんが何をしたいのかを聴き、そのつど判断しながら支援を継続しました。点滴ルートが視界に入りにくいよう、固定方法や衣服の下に通すなどの工夫をしました。また、転倒・転落リスクを考慮し、ベッドを壁側に寄せ、頻回に訪室して状況を細かく把握し、可能な限り危険のないように対応しました。

　同日、主治医より不穏時にリスパダール（抗精神病薬）内服の指示がありました。リスパダールの内服により、点滴ルートを触る、ベッドから降りようとする等のせん妄様症状は幾分落ち着きましたが、翌朝には活動性の低下が著明と

なり、食事摂取困難、無動症状の悪化がありました。

　翌日、リスパダール内服によるパーキンソニズムへの悪影響が指摘され、精神科より不穏時はアリピプラゾール（抗精神病薬）内服の指示がありました。同日夕方には幻視があり、大声で人の名前を呼んだり、ナースコールや膀胱留置カテーテルを引っ張ったりという行動が見られました。看護ケアは継続しながら、幻視などの症状には薬物も必要と考え、精神科の指示どおりアリピプラゾールを与薬しました。その後も同様のせん妄様症状は続き、頻回訪室にて対応していたのですが、わずかの時間に点滴ルートを自己抜去してしまいました。このような状況について精神科医師から、「薬物の副作用を考慮すると、せん妄出現時の身体抑制はやむを得ない。必要時は身体抑制にて安全確保の対応をするように」と提案がありました。

　精神科医師からの身体抑制の提案に対して、主治医である代謝内科医師と身体抑制によるメリット・デメリットを話し合うとともに、パーキンソニズムや認知機能障害という現在のIさんの状態に対する治療の早期導入について神経内科医師と相談できないか等を意見交換しました。身体抑制により余計に興奮してしまう可能性があり、身体抑制をしても点滴ルートの自己抜去を完全に予防できるわけではないことなどから、メリットはほとんどなく、デメリットのほうが大きいと思われることを伝えました。そして、確定診断はまだであっても、考えられる薬物の中で現状を改善できる可能性のあるものがないかについて、神経内科医師と検討してもらえないかと依頼しました。また、せん妄を起こしやすい薬物などについて薬剤師と検討しました。

　そして、看護師間でカンファレンスを実施し、医師との相談と同様に、身体抑制によるメリット・デメリットを話し合い、身体抑制を行わずに穏やかに過ごせるように、まずは夜間の休息を整えることを目標に対応を検討しました。点滴ルートを引っ張る等の行動が予測される夕方から夜間にかけては、頻回に訪室し、状況を見ながら声をかけ、意思疎通がはかりにくく行動が予測できないようなときは常時傍らに付き添い、看守りを行うこととしました。また引き続き、3つのベッド柵が上がっているかの確認や、点滴ルートが視野に入らないように衣服の下に通したり、刺入部やルートを包帯で保護したりして工夫しました。

　これらのケアを継続することで、身体抑制を行わず、日常的な会話をしながらIさんの傍らで看守り、安全確保に努めた結果、転倒・転落や点滴ルート自己抜去は見られずに経過しました。

その後の経過

　神経内科医師と相談し、スボレキサント（不眠症治療薬）、抑肝散（漢方薬；BPSDを抑える効果が期待できる）、塩酸ドネペジル（アリセプト®；アルツハイマー型・レビー小体型認知症治療薬）1錠の内服を開始し、不眠時はリボトリール（抗てんかん薬）使用の指示が出されました。せん妄を助長することなく、可能性のあったレビー小体型認知症に対しても悪影響のない薬物が導入されたことで、Iさんは夜間まとまった睡眠をとることができるようになり、せん妄様症状は

＊1　リスパダールは中枢神経系に作用するドパミンやセロトニンの機能を調節し、不安、緊張などの症状をしずめ、精神の不安定な状態を抑える作用がある非定型抗精神病薬。薬剤性パーキンソニズムの原因となることがある。

少しずつ落ち着いていきました。

　しかし、見当識の変動等の認知機能障害やふらつきは続き、筋萎縮も見られていたため、パーキンソニズム等の精密検査目的に、入院から20日後に神経内科に転科転棟となりました。検査、治療、リハビリテーションが進められ、自宅退院を目指して外泊練習が行えるくらいにADLも改善しました。

　ある日、散歩の途中に転棟先の看護師といっしょにⅠさんが車いすで当病棟に来てくれたことがあります。「元気になってきた。少し歩けるよ。ここにいたときのことも覚えてるよ。ありがとう」と涙される姿がありました。

　神経内科への転科転棟から約2か月半後、Ⅰさんは他院へ転院となり、介護保険等の社会資源を利用して自宅で療養できるよう調整を行っていくこととなりました。

事例からの学び

　当院には行動制限ガイドラインがあり、行動制限回避のための努力の徹底として、「行動制限には様々な弊害があり、行動制限を行わず安全な医療を提供する方法を構築する必要がある。そのためには患者の行動や状態を引き起こしている原因を明らかにし、医師、看護師、コメディカルが医療チームとして連携・協力し対処することが必要」とあります。当病棟における入院から退院後の各種カンファレンスの流れを図3-17-1に示します。

　今回の事例は、当病棟への入院歴がある患者の、転倒による臀部裂傷の加療目的の入院でした。ここ1か月の間に転倒を繰り返すようになり、新たな疾患が加わった可能性がありました。また、それまでのこの患者の様子とは異なり、ADL介助が必要で、意思疎通がはかれないときもあるような状態でした。薬物による状態変化もありました。せん妄様症状、認知症様症状もあり、代謝内科、神経内科、精神科の医師と連携する必要がありました。

　看護師は、入院中は24時間、連日、患者の一番傍らにいる存在として、患者がその人らしさや尊厳を保って療養できるようケアをしていきます。看護師が患者の傍らで得た情報をもとに、医師と共に多職種チームで、その患者が穏やかで安全に過ごせる最善の方法を十分に検討し、連携・協力して安全・安楽を守るケアを続けていくことで、身体抑制をせずに患者の回復を促進できることを学びました。

おわりに

　せん妄様症状の見られる患者への対応の変化としては、日常生活の援助を通して、患者のもとへより頻回に足を運ぶようになったことがあげられ、患者が何をしたいのか、何をしてほしいのかを予測する力や患者のペースに合わせて対応する力が以前よりも育っていると感じます。

　抑制ゼロへのチャレンジにおいて、看護師は患者の傍らで何をするのかとい

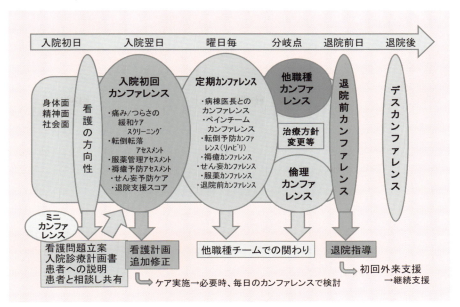

図 3-17-1　入院から退院後の各種カンファレンスの流れ（東病棟10階）

う看護の基本を改めて感じることができました。人間の基本的な欲求を整えることの重要性を再認識するとともに、安全・安楽のケアとは行動を抑制することではなく、患者がその人らしく過ごすための環境を整え、必要なケアを行い、回復力を増強させることで、それができるのが看護であることを実感しています。状態によっては薬物が必要になるときもありますが、疾患や治療に関する知識と経験、多職種連携による相談力、調整力、交渉力などを向上させて、その患者にとって最善で最大限の看護ケアを今後も行っていきたいと思います。

（土本千春、白藤恵里子、竹中栄伸、中西悦子）

Part 3 〔耳鼻咽喉科・頭頸部外科、眼科、放射線科〕

18 最期を過ごせる居場所になれた
抑制のない看護が患者・家族の安心に

はじめに

　当院の最上階に位置する西病棟10階は、耳鼻咽喉科・頭頸部外科、眼科、放射線科の病棟です。耳鼻咽喉科・頭頸部外科での、耳や鼻、舌、咽頭、甲状腺、耳下腺など頸部の組織やリンパ節の疾患や治療は、「聴くこと」「話すこと」「食べること」「息をすること」に影響することが少なくありません。

　耳では先天性・後天性の難聴に対する聴力回復を目的とした手術や耳にできるがんの手術、放射線治療を行っています。鼻では副鼻腔の炎症疾患やがんに対して手術を中心に行っています。甲状腺や耳下腺の疾患は手術が中心であり、その周囲の神経損傷の影響から、嚥下への影響や顔面麻痺などその後の生活への変化が起こる可能性もあります。咽頭がんの治療は、従来はがんを取り除くために喉頭全摘を行い、失声することもありましたが、現在は放射線化学療法が手術に劣ることのない治療となり、話すことをあきらめないがん治療も可能となりました。舌がんの治療は、手術が多く行われます。舌を一部でも失うことは舌の変形が起こり、構音障害や味覚障害、咀嚼障害が生じて日常生活に支障をきたすこともあります。このような状況においても、自宅退院を目指し、リハビリに励む患者は少なくありません。

　今回、自宅退院を強く希望されていた舌がんの人生の最終段階にある患者・家族が、病状悪化に伴い治療中断となり、治療終了後の療養場所を検討する中で、最期を迎える場所として当院を希望された事例を経験しました。その患者・家族に対しての看護を振り返りたいと思います。

事例紹介

　Pさん、男性、70歳代。舌がん。近県で妻と二人暮らし。
　当院入院の2か月前に口腔内の違和感を自覚して近くの歯科や耳鼻咽喉科医院を受診し、精密検査目的に当院の耳鼻咽喉科・頭頸部外科外来を紹介されました。当院での検査の結果、左舌がんおよび両頸部リンパ節転移と診断され、術前のPET-CT検査により肺がんも指摘されましたが、舌がんの治療が優先

となりました。

　入院の1か月前、主治医が近県のPさんの地元でも診療を行っていたため、地元の病院で舌部分切除＋両頸部リンパ節郭清術を施行し、その後、術後放射線治療を目的に当院に入院となりました。

　Pさんは、若い頃は趣味でゴルフをされていたそうですが、入院前の日課は自宅の鯉の餌やりや庭の手入れでした。自宅近くに長男家族がおられますが自営業で忙しく、「長男から『お父さんのお世話はお母さんの仕事』と言われている」と妻は話していました。長女家族は関東在住でしたが、月に1～2回の面会はありました。Pさんは変形性膝関節症の術後であり、入院時から患者専用のストックを2本使用され、下肢の筋力低下を防ぐためよく廊下歩行をしていました。

看護の実際

入院生活の様子

　Pさんは、入院時より舌がん術後の舌下神経麻痺による軽度の構音障害があり、単語やOKサインのジェスチャーなどを使ってコミュニケーションを行っていました。口腔内の放射線照射のため、口腔粘膜炎などの副作用を最小限にするよう本人にセルフケアの方法を説明し、看護師は照射部位の観察やアセスメント、口腔ケア、食事形態の検討を毎日行っていました。

　放射線療法を開始した頃、七夕の短冊をお渡しすると、夫婦二人で「病撃退」と書いて渡してくれました。「笹に飾らせてもらいますね」と伝えると、OKサインを見せてくれました。治療開始当初より、Pさんは「早く帰りたい」と話され、放射線治療のない週末は可能な限り外泊を希望されていました。

　経口摂取も行っていましたが、摂取量の低下のため経管栄養を行うことを主治医から説明されました。経鼻胃管と胃瘻が選択肢として提案されましたが、Pさんは「鼻の管は前の病院で抜いてしまったこともあったから、絶対にやめてほしい」と言い、胃瘻を選択されました。胃瘻造設後も、「口からも食べたい」という本人の思いをくんで、胃瘻からの経管栄養と配膳を併用し、少しでも口から食べられるようにしていました。

　妻は胃瘻からの栄養剤や薬物の注入方法を修得し、外泊ができるようになりました。帰院後、Pさんと妻に外泊中のことを尋ねると、自宅から800m離れた池の鯉に餌をあげたことを妻が話し、その横で、Pさんも得意げな顔で鯉にエサをやるジェスチャーをされました。外泊がPさん夫妻にとってよい時間となっていたことが伝わってきました。

最期の療養場所の意思決定支援

　放射線治療が40Gyを過ぎる頃、頸部に皮膚転移が認められました。CT検査の結果、皮膚転移と肺転移、肺がんの進行を認めました。医師は、放射線治療は本来予定していた66Gyより短い50Gyまで施行し、その後はベストサ

ポーティブケアが望ましいと判断しました。看護師同席のもと、医師から患者と妻、長女に対して、病状の進行と治療の中止、今後どこで過ごしたいかについての説明と相談がされました。医師は、自宅退院または地元の病院への転院が可能であると話し、Ｐさんと妻は自宅退院を希望されました。

医師の説明後、看護師は意思決定支援を行いました。長女は、母親の負担を考え、自宅から近い前院への転院を希望しましたが、Ｐさんの世話を全面的に行っている妻とＰさんの意思をくみ、自宅退院の方針で準備を進めることになりました。Ｐさんが家で過ごすことができるように、妻とメディカルソーシャルワーカーの面談を設定し、介護保険の説明や、シャワーチェアのレンタル調整を行いました。

放射線治療が残りわずかとなった頃、外泊中にＰさんは熱発し、予定時間より早く帰院されました。発熱によるふらつきがあり、小柄な妻はＰさんを支えるのもやっとな様子でした。帰院後、「家で転んでも自分一人で起こせない。子どもたちには手伝いは頼めない。この病院でこのまま看てほしい」と妻から言われました。

せん妄・転倒・排泄などに対する予防、ケア、環境調整

発熱の原因は肺炎であったため、抗生剤点滴を開始しました。点滴開始から数日後の午前の点滴中に、Ｐさんは無意識に点滴を自己抜去してしまいました。発熱があり、針を抜いたときの状況を本人に尋ねても、覚えていませんでした。

これまでカンファレンスでせん妄予防ケアとして不安の傾聴や快の刺激となる清潔ケアについて毎日話し合っていましたが、その日の昼のカンファレンスではＰさんのせん妄の要因を再度分析し、対応を検討しました。せん妄の要因として、発熱、呼吸困難感、胃瘻や点滴などの複数のライン類が挿入されていることや生体モニタ装着中であることなどがあげられました。その中で、数日間の経過観察から熱が上がる時間帯を把握できたため、熱が高くなる前のタイミングで解熱薬を使用することにしました。また、医療処置として用いるライン類は最小限となるよう、抗生剤投与は点滴ではなく、胃瘻からの内服薬の注入にすることを医師に提案し、切り替えました。

快の刺激としては、もともと好きだった入浴を、全身状態を見ながら可能な限り行えるよう計画し、また看護師や妻との車いすでの散歩も実施しました。

同時期、Ｐさんはベッドサイドで転倒してしまいました。その頃Ｐさんは、4床室の窓際のベッドから病室入口のトイレまで、杖を使用して歩行していました。看護師がトイレまでの歩行に付き添うこともありましたが、杖だけではふらつきがあったため、Ｐさんと相談し、安全に歩行できるよう歩行器の使用を開始しました。Ｐさんのベッドの真横に歩行器を置きやすいように、ベッドの配置を90度回転させるなど、環境整備を行いました。その後、熱のないときは歩行器での廊下歩行も実施しました。

やがて肺転移が進行し、徐々に呼吸状態が悪化したため、酸素投与を開始しました。皮膚転移の拡大も認めました。舌の疼痛軽減を目的に医療用麻薬を開始し、疼痛の増強に伴い徐々に増量していきました。日中の傾眠傾向が強まり、

昼夜逆転が見られるようになりました。全身状態の悪化とせん妄症状を認めたため、重症個室への転室を行い、複数の看護師が病室前を通るたびに声をかけ、飲食や排泄などＰさんのニーズを確認し、本人の希望に沿ったケアを行いました。

排尿は、ベッドサイドに立位で尿器を使用することを希望されたため、ふらつきの強いときは看護師2名で支えて介助しました。清潔ケアは、入浴が好きだったこともあり、リフトバスを週3回など可能な限り行い、それ以外の日は清拭を行いました。

「水が飲みたい、アイスが食べたい」などの希望もあり、とろみを付けたジュースやアイスクリームの経口摂取を誤嚥しないよう看守りながら介助しました。

妻は片道1時間車を運転して毎日面会に来られ、面会終了時間までＰさんと過ごしていました。Ｐさんは多くを話す方ではありませんでしたが、妻がいるだけで安心した表情で過ごされていました。妻との時間を楽しみにされ、車いすでの散歩も喜ばれていました。

Ｐさんの全身状態が悪化する中、夕方、妻の帰った少し後に、Ｐさんが転倒しました。一人で排泄を試みた様子がありました。その後、ベッドの片側を壁に付け、Ｐさんが昇降しやすい側から降りられる配置に変更し、Ｐさんがベッドから降りても危険がないよう足元にマットレスを敷きました。夜勤看護師は、Ｐさんが歩行して仮に転んでしまってもけがをしないことを第一に考え、「もし、テレビ台のほうに転んだら、この角は危なくない？」などと看護師同士で意見を出し合い、テレビ台の角をクッションで保護するなど、Ｐさんが触れる可能性のある場所すべてに危険がないかを確認し、安全・安心な環境を整えていきました。翌日、面会に来た妻に状況を説明すると、「申し訳ありません。ありがとうございます。お父さん、いいのにしてもらったね」と言って、頭を下げられました。

再度、最期の療養場所に関する患者と家族の思いに寄り添う

その頃のＰさんは全身状態が悪化し、もう外泊は困難な状態でした。ある日の夕方、Ｐさんに「また明日来るから」と約束しながら帰る妻を見かけました。Ｐさんには家に帰りたいという思いがあると強く感じ、これから過ごす場所の意思確認をもう一度行う必要があるのではないかと考え、家族のサポート状況や妻の思いを聞いてみようと決意しました。

帰りがけの妻に病室入口で声をかけると、妻は「お手数かけてすみません。できるだけ顔を見に来るので、この病院でよろしくお願いします」と言われました。妻の疲労を看護師も心配していることを、直接妻に伝えました。「私たちは、どれだけでもＰさんのお世話をさせていただきます。ただ、毎日通うことでの奥さんの体調が心配なんです。また、昨日、Ｐさんは寝言で『家に帰りたい』と言われていました。最初に娘さんが希望したように、地元の病院で過ごすと、Ｐさんも少しでも地元に帰った気分になったり、奥さんも通う時間が減って、少しでも休めると考えたりはしませんか？」と切り出しました。

すると、妻から予想していなかった返答がありました。「実は、地元の病院では、最初の入院のときに縛られたんです。手術の後、鼻の管を抜いてしまって、両手両足縛られて、手はミトンをされました。あの人は、たくさんはしゃべらんけど、いやゃったと思う。先生からの話の後も、『あそこには行きたくない』と本人がはっきりと私に言いました。ここではそんなことはなかったです。最期までここに置いてもらえませんか。お願いします」と言って、頭を下げられました。抑制された患者・家族の声をはじめて聴き、患者自身のつらさ、それを見ていた妻のつらさを改めて感じました。医療者に迷惑をかけることに申し訳ないと妻がたびたび頭を下げていたこと、経鼻胃管ではなく胃瘻をPさん自身が望まれたことは、その過去の経験に由来していたのかと改めて考えました。その言葉を受けて、この病棟でPさんにも妻にも安心して最期まで過ごしてもらいたいと思いました。
　翌日、主治医がPさんに当院で過ごすことを望まれるかを尋ねると、Pさんは頷かれました。カンファレンスで、当院で過ごしたいというPさんと妻の思いについて共有し、Pさんのペースに合わせて看守る看護を継続しました。
　亡くなる前の週、Pさんは幼い孫たちに囲まれ、笑顔でピースサインをして見せてくれました。傾眠状態になってからは、酸素をたびたび外すこともありましたが、できる限りライン類は増やさない方向とし、尿取りパッドを使用して、膀胱留置カテーテルの挿入は最後まで行いませんでした。最期は妻と長女に見守られ、静かに眠りにつかれました。妻は「最期までここで看ていただけて、本当にありがとうございました」と、どの看護師にも深く頭を下げ、お礼を言われました。

退院カンファレンスでの振り返り

　Pさんを見送った数日後、主治医と退院カンファレンスを行いました。当院では、倫理カンファレンスに岩手医療大学学長の清水哲郎先生が作成された臨床倫理検討シートを用いています。このシートで入院前から退院までの経過を振り返り、Pさんと家族にとっての分岐点は「放射線治療を中止した後、緩和ケアをどこで過ごすか」であったととらえました。
　「自宅退院」「近医転院」「当院での入院継続」の選択肢それぞれが、Pさんと家族にとってどのようなメリット・デメリットがあったかを話し合いました。Pさん本人の望む自宅への退院はできませんでしたが、長女の希望した転院ではなく、最終的にPさんも妻も当院での入院継続を希望されました。その中で、私たちの行った看護にどのような意味があったかも振り返りました。
　Pさんにとっての益・不益、快・不快を考え、点滴ルートが本人の苦痛につながる可能性があれば挿入せずに済む方法を考えたことや、必要な栄養は胃瘻から投与できていましたが、「最期まで食べたい・飲みたい」と言った本人の欲求を叶える支援を続けたこと、排泄も最後まで膀胱留置カテーテルを挿入することなく、可能な限り男性本来の排泄に近い排泄方法で介助を続けたことを話し合いました。
　転倒予防としては、Pさんの言葉にならない行動の裏にある思いを推測し、

その思いや行動を制止するのではなく、本人に寄り添うことや、Ｐさんが歩いても危険とならない病室内環境をつくることができました。また、入浴好きということから、可能な限りリフトバスを行うなど、本人にとっての快を増やす看護を重ねました。その際にＰさんが喜んでいた様子を語る看護師もいました。Ｐさんは多くを語らない方でしたが、手でつくるOKサインをもらったことで、Ｐさんが私たちの看護に満足されたことを示していただいたように思いました。

　一方で、Ｐさんの望んだ自宅退院を支援できなかったという否定的な感情をもっていた看護師もいました。しかし、このカンファレンスを通して、患者・家族にとって当院が安心して最期を迎える場所となれたことや、分岐点での選択を患者・家族も医療者も後悔しない結果にできたことを、Ｐさんへの看護実践や妻の最後の言葉から感じ取り、チームで共有することができました。

事例からの学び

　当院では抑制しない看護が当たり前になってきた中で、他院で抑制をされた患者・家族の体験談を聞き、抑制が患者・家族にとって深くつらい経験であることを痛感しました。また抑制は、人としての尊厳を侵されると強く感じさせ、「大切にされている」と患者・家族が感じる看護とは相反するものであることを実感しました。

　せん妄予防ケアや転倒予防対策では、患者の行動を理解する上で、本人は今どのような苦痛を抱えているのか、どのような思いがその行動につながっているのか、どのようなケアが患者の苦痛を軽減できるのか、どのようなケアが快の刺激となるのかについて、「その人らしさ」を深めながら、看護ケアを見出しました。そして実践したケアについて、患者の反応を通して確認することの重要性を再確認しました。Ｐさんが私たちの看護ケアや声かけにOKサインを見せてくれたように、話をあまりされない患者であっても、私たちが実践した看護がその方にとってふさわしい看護になっているかについて、単語やジェスチャー、筆談によって思いを聴き、次のケアにつなげていくことが必要だと再確認しました。

　本事例から、いかに患者を気にかけ、患者のもとに足を運んでいるか、ベッドサイドでは異常がないかを見るのではなく、患者に苦痛がないか、今望んでいることはないか、聴いてほしい思いはないかなど、患者の何を見て、何を聴くのか、患者を看守るということは、傍らで見ているだけではなく、患者にとって看護師がいかに安心してもらえる存在であるかということではないか、など、たくさんの課題をいただきました。その課題一つひとつに対するよりよい答えをスタッフと共に考え、これからの看護に生かしていきたいと思います。

おわりに

　本事例では、患者・家族が最期をどこでどのように過ごしたいかを傾聴し、退院への準備を進めていましたが、その希望が叶わなくなったとき、現状の中での患者・家族にとってのベストは何かを常に考えて支援をしていきました。家族とのコミュニケーションも大切にし、その思いに向き合う中で、つらい経験をしてこられた患者と妻の真意を知ることができました。私たちは、患者を物や言葉で縛らず、患者・家族が最期を安心して過ごせる場所となれる看護を行えたことを実感できました。

　患者と目線を合わせ、構音障害のある患者の言葉を懸命に聞き、筆談やジェスチャー、患者の表情など看護師の五感を活用して患者を看て、患者の思い・家族の思いに寄り添い、患者にとっての安心できる場所、安心できる看護のある場所を、これからもつくっていきたいと思います。

（出村淳子、中西悦子）

西病棟10階が看護用具作品展で病院長賞を受賞

　平成29年度淑翠会看護用具作品展で西病棟10階が出品した「レッツ！ポシェトーク」が病院長賞を受賞しました。

　「レッツ！　ポシェトーク」は、耳鼻咽喉科頭頸部外科の疾患や治療の影響で、声が出せない人や耳の聞こえない人が使用します。ポシェットになっているため持ち歩きやすく、誰かに話しかけられたときはカバーを開けて、筆談が必要であることを伝えることができます。ポシェットの中にはペンとメモ帳が入っており、その場で筆談を始めることが可能です。

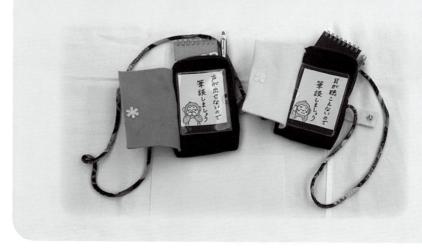

患者さんからの手紙

MFICUの皆さんへ

○月○日に無事、元気な女の子を出産することが出来ました。
3290gというビッグガールですが、ここまで挫けることなく育てられたのも、皆さんに支えて頂いた1ヶ月の入院期間があってこそと感謝しています。
○月○日にクリニックの検診で転院を告げられ不安でいっぱいな中、始まった入院生活でしたが、皆さんの明るさと頼もしさ、何より知識の豊富さに1日1日を楽しくすごすことが出来ました。
病院に戻ってくることをも心待ちにする病棟は他にないと思います。その分デリケートな面も多々あると思いますが、今後もたくさんの妊産婦さんを励まし、勇気づける存在であって下さい。
私は入院して良かったと思っています。夫婦共々、お腹の子を心配し、不安になった分、喜びも大きく、夫には父性が…（笑）
何より皆さんと出会い、教わったことが私の宝物です。
搾乳の時は、お腹とお腹をくっつけて!! 赤ちゃんは夜泣くもの!! 産まれて後も沢山の教えが生きています。
本当に身体的ケアだけでなく精神的に多方面から支えて頂いたことに、より感謝しています。
ハードなお仕事だと思いますが、とてもステキなお仕事です!!
お身体を大切に、これからも頑張って下さい。
本当にありがとうございました。

無事退院する事になりました。
これも先生方や看護師さん達のおかげです。
最初は乳腺科でガンといわれた時は、顔面が青くなりました。
でも先生を信用して手術をする事にしました。
先生、看護師さん達、とても親切でたすかりました。
思い切って手術をしてよかったと思っています。
大学病院の看護師さん達の親切…すばらしいと思いました。
本当にありがとう。

患者より

金沢大学病院 7F 東病棟の皆さまへ

先週は御世話になり、皆様に心より御礼申し上げます。
私は皆さまから頂いた心あたたまる対応、
そして若さ溢れるスタッフの方々、
お力添えに毎日快適に生き延びる事が出来ました。
私は入院中、先生を始めきれいな人との出合い・場はとても気持ちのよいものでした。本当にありがとうございました。
「プラスアルファーの人生」を頂けました事、感謝致します。
まずは御礼まで。

Part 3 精神科病棟

19 精神科病棟における行動制限最小化への取り組み

はじめに

　精神科病棟は、身体合併症や急性期の精神疾患患者の治療を対象とし、閉鎖病床と開放病床併せて46床の病棟です。平均在院日数は56.2日（2016年）、病床稼働率は79.3％（同）です。

　全身管理が必要な場合や自傷他害の危険性が切迫した状態では、精神保健福祉法に基づき精神保健指定医の指示により隔離や身体抑制等の行動制限が行われてきました[*1]。2004年4月の診療報酬改定で、医療保護入院等診療料が新設され、行動制限最小化および適切性のための行動制限最小化委員会の設置と基本方針の整備が求められました。

　当院では、2008年に行動制限最小化委員会が設置され、院内指針に基づいて多職種カンファレンスの実施などの活動を進めてきました。また、行動制限最小化係として、学習会の企画や行動制限についての実態をモニタリングするなど、看護師のグループ活動も実施していました。行動制限人数は少しずつの減少は見られましたが、大きな減少には至りませんでした。

　そのような中で、2014年度の看護部目標に「抑制・束縛・禁止を減少させ、選べること、したいことを増加・支える実践をする」が掲げられました。看護部目標にはじめて「抑制」の文言が入り、「抑制しない看護」に取り組む姿勢が示されたのです。精神科病棟では、患者の安全や治療に必要との理由で、抑制も束縛も禁止もすべて行っている現状がありました。精神科における行動制限は、精神保健福祉法により精神保健指定医が必要と認める場合に限られていますが、それは逆に精神保健指定医が認めれば行動制限ができるともとれます。行動制限は、法律に則り合法的に行われているとはいえ、行動制限されている患者の苦痛な様子や、その様子を見て「かわいそう」と涙する家族の姿がありました。現在行われている行動制限は、本当に全部が必要なのだろうか、精神科病棟こそ取り組むべき課題なのではないか、と強く認識し、当病棟でも取り組みを開始しました。

　看護部目標に対する病棟目標は、「他患への迷惑行為による行動制限をなくし、また行動制限中でも中断時間の拡大をはかる実践をする」としました。2015年度は看護部目標「せん妄予防ケアを増やす」に対して「認知症患者の

*1 精神保健福祉法では「身体拘束」という表現で記載されているが、本書では他項目に合わせて、Part 3 ⑲〜㉑の精神科の項目についても「身体抑制」という表現を使用している。

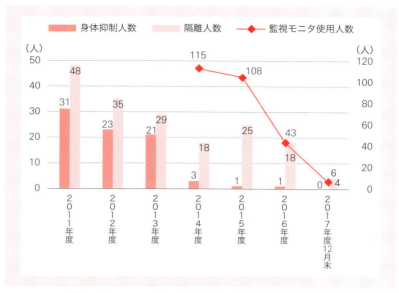

図 3-19-1　精神科病棟における行動制限人数の年次推移

（金沢大学附属病院）

せん妄予防ケアを増やす」、看護部目標「臨床倫理カンファレンスを実施し、抑制という手段を用いることを激減させる」に対して「患者にとっての適切な行動制限について臨床倫理カンファレンスを実施し、監視カメラの使用を減少させる」とし、活動を行ってきました。病棟をあげて取り組んできた、倫理を基盤とした患者を大切にする看護を時間をかけて実践した結果、身体抑制がなくなり、隔離や監視モニタ使用も減少しました（図 3-19-1）。

活動の実際

これまでの行動制限の理由を振り返る

　精神保健福祉法に基づいた隔離の5つの要件[*2]と身体拘束の3つの要件[*3]について、適用の理由を1例ずつ振り返りました。隔離については「他の患者に対する暴力行為や迷惑行為」が一番多く、身体拘束（抑制）については「精神障害のために、そのまま放置すれば患者の生命にまで危険が及ぶおそれがある場合」が多く、そのほとんどの患者が身体治療を行っていたことがわかりました。

　患者一人ひとりには入院理由があり、少しでも早く症状が落ち着いて退院するために治療をしているのですから、他の患者に対して迷惑行為をとったことで行動制限をするのは、その患者自身のことを真に考えていないケアとなっているのではないか、と考えました。暴力行為や迷惑行為に至る前に、専門的な看護の質を上げて介入することで防げることがあるのではないか、と考えたわけです。そして、他患者へ影響があるからではなく、その患者にとってどうすることがよいのかを一番に考えることが重要だということを看護師全体で話し合い、共通認識としてもちました。

*2　ア）他の患者との人間関係を著しく損なうおそれがある等、その言動が患者の病状の経過や予後に著しく悪く影響する場合、イ）自殺企図又は自傷行為が切迫している場合、ウ）他の患者に対する暴力行為や著しい迷惑行為、器物破損行為が認められ、他の方法ではこれを防ぎきれない場合、エ）急性精神運動興奮等のため、不穏、多動、爆発性などが目立ち、一般の精神病室では医療又は保護を図ることが著しく困難な場合、オ）身体的合併症を有する患者について、検査及び処置等のため、隔離が必要な場合

*3　ア）自殺企図又は自傷行為が著しく切迫している場合、イ）多動又は不穏が顕著である場合、ウ）ア又はイのほか精神障害のために、そのまま放置すれば患者の生命にまで危険が及ぶおそれがある場合

かけがえのない人として患者を尊重する

　隔離とは、内側から患者本人の意思によっては出ることができない部屋の中へ一人だけで入室し、他の患者から遮断する行動制限のことであり、当院では保護室という個室に入室することになります。患者の精神状態によっては、ベッド、床頭台、サイドテーブル、衣装ケースなども危険物と判断し、すべて保護室から出して、安全のため必要最低限の物品しか入れない状況下で、食事、睡眠、排泄すべてを狭い空間で行います。患者は「独房に入るよう、怖い、暗い、狭い、悪いことはしていない」との思いがあり、看護師は「患者の安全を守るため、患者の症状が落ち着くため、他の患者に迷惑をかけないため、入室はやむを得ない」と思っており、決して患者の思いに寄り添えていたとはいえない状況でした。

　入室している患者にとって、保護室は人生における大切な1日を過ごす空間です。患者の思いをくみ、患者にとって安全で穏やかに過ごせる環境になるよう、保護室を整えることが必要であることを話し合いました。保護室の光、空気、においなど環境因子一つひとつを見直しました。家具は、破壊しても安全な段ボール製のテーブルや時計を作成しました。テーブルには明るい色のテーブルクロスを貼りました。食事は床ではなくテーブルで摂取できるようにし、作成した時計を使って時間や日課を説明することで、患者は時間と1日の予定がわかるようになりました。看護師は、制限のある中でも患者が少しでも快適に生活できるケアを考えるようになりました。

共通の正しい知識をもち、認識の変化へとつなげる

　行動制限についての学習会を、「知識編」および実際に看護師自身が身体抑制を体験する「体験編」の2回、開催しました。また、暴力行為に至らないための状況に応じたコミュニケーションのとり方や、患者からの暴力行為に適切に介入できる方法について、CVPPP（包括的暴力防止プログラム）のトレーナー養成研修修了者が伝達講習を行いました。コミュニケーション技術に関する学習会も開催し、ユマニチュード、アンガーマネジメント、アサーションについて学びました。

よい看護の可視化

　行動制限カンファレンスを見直し、具体的なエピソードや患者の強みなどに焦点を当て、患者をより理解しやすい内容としました。また、これまでならば行動制限をしていたと考えられる（実際は行動制限しなかった）事例について振り返り、よかったと思われる看護を可視化して共有しました。そして、患者の起こした行動の対処だけでなく、その行動の原因に焦点を当てて、なぜこのような行動をとるのか、どうすれば行動制限せずに穏やかに過ごせるのか、という視点でカンファレンスを行い、看護へつなげました。

臨床倫理カンファレンスの開催

臨床倫理検討シートを使用した後ろ向きのカンファレンスに加えて、前向きの検討を実施し、先回りの看護を考えるようになりました。患者の人権、尊厳や益、今その患者にとって必要なことを中心に、多職種を交えてカンファレンスを行いました。

金大式パートナーシップの実践

*4 p.38参照。

2012年9月から、行動制限や身体管理が必要な患者を対象に、金大式パートナーシップ(KIND)[*4]を導入しました。看護師2名で対応することにより、看護師は安心感を得て、患者と多様性のあるかかわりをもつことができました。適時2名で話し合い、アセスメントの妥当性も高まりました。また、行動制限最小化に対して前向きに取り組む意識が高まり、パートナーからの学びを行動制限最小化に向けた実践につなげることができました。

入院前から、多職種・部署間の連携・協力体制を整える

手術目的入院の患者や前医で身体抑制をされていた患者を受け入れるときは、入院前から主治医を通して外来受診時の患者の様子や前医からの情報を得て、対応を協議しました。手術目的入院のときは、精神科関係者に加えて、手術を行う担当医や担当病棟の看護師長と協議する場をもちました。術後の身体抑制の是非や手術後の創部の管理、入院後から手術までの看護について事前に話し合い、協力体制を整え、準備しました。

実践からの学び

行動制限をしないことが患者・看護師共によいということへの気づき

以前は、不穏な行動があったり非常に転倒リスクの高い患者などについては、隔離したり、監視モニタで様子を観察したりしていました。前医で身体抑制を行っていた患者も、指定医の指示のもと、そのまま身体抑制を継続していました。抑制しない看護の取り組みを実践する中で、行動制限することは何よりも患者の状態を理解するための観察を妨げていること、また患者理解が深まらないままでは、状態に応じた個別的な看護ケアを提供できないことに、看護師は気づきました。すなわち、行動制限することで患者ができることを減らしていることや、患者にとっての快や患者の強みを知ることができないこと、ケアの幅を広げることができないことに気づいたのです。そして、行動制限しなくても専門的なスキルを駆使し、ケアを工夫することで、患者が落ち着いて過ごせることを理解していきました。

身体抑制の害として、生命にかかわる身体合併症や身体・認知機能低下、拘禁反応による精神症状の悪化、在院日数の長期化、患者と医療者間の信頼関係

の悪化を招くことを学び、臨床倫理カンファレンスや行動制限カンファレンス等を通して、患者の人権や尊厳、患者にとって何が必要なのかを考えることで、スタッフの意識が徐々に変わっていきました。そして、患者の行動をよく観察し、家族からの情報を得て、嫌がるかかわりを避ける、行動の制止を避ける、患者が興奮することで何が危険なのか、問題なのかを考え、事前にリスクマネジメントを行うなど、一つひとつのケアを積み上げていきました。ベッドサイドで付き添う、手をつなぐ、患者が楽しいと感じるケアを行うことは、決して特別なケアではありませんが、大切な人として傍らにいることや触れることで患者が穏やかになることを体験し、改めて重要なかかわりであることを学習していきました。

　一方で、「行動制限はしない。しかしこれで本当に大丈夫か。患者自身の安全が守られないことにならないか」と、気持ちの揺れや迷いが生じる困難な場面もありました。多職種で意見を出し合い、患者にとっての益を共に考える場があったことで迷いから脱し、患者にとってのよいケアを行うことができたと思います。多職種で協議を重ねることの重要性を感じました。

　行動制限の代替として患者一人ひとりに応じたケアを行い、行動制限を最小限にすることによって、拘禁症状が減少し、ADLが低下せず、病状の早期回復につながることを体験的に学ぶことができたと考えています。家族から身体抑制を希望する発言があった手術後の患者に対して、身体抑制をしないで退院を迎えた際に、家族から「縛らないで過ごせてよかった」との言葉を聞けたことは、看護師のモチベーションが高まるとともに、自信につながっていきました。そして、行動制限を開始しようと指示する医師に対して、「その患者には必要ないのではないでしょうか」「もう少し制限しないで様子を見させてください」と看護師のほうから意見を言うことも増えていきました。

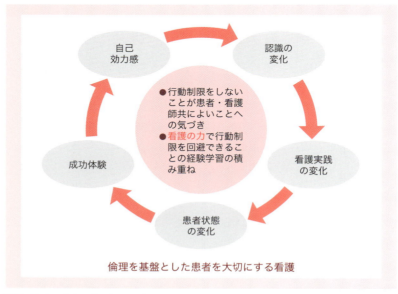

図 3-19-2　小さな気づきと勇気から好循環へと変化した看護実践

行動制限や精神科看護師としてのスキルに対する正しい知識をもって患者をよく理解することで認識が変わり、認識が変わることで看護の実践が変わり、患者によい変化が見られました。それにより、自分たちの実践がチームとしての成功体験となって自己効力感が高まり、さらに学習し、よい看護を探求するという好循環が生まれました（図3-19-2）。行動制限をしないことが患者の回復過程にとってよいこと、看護師自身もよい看護を実践しやすいこと、そして看護の力で行動制限を回避できることを経験的に学ぶことができたと考えています。

おわりに

　医師と看護師間で行動制限に対する考え方が異なることや、手術後や患者の休日・夜間体制における看護など困難に感じていること等、課題は多くあります。しかし、身体抑制を行う選択肢は消え、患者をよく観察し、よく知り、その患者にとって必要なケアについて皆で知恵を出し合って、真に考え実践するチームへと成長しました。「行動制限を大きく減らすためにはどのような取り組みをすればよいか」から、現在は、その患者にとってのよいケアを工夫して増やし、実践することへと変化しています。一人ひとりの患者を大切に、今後もチャレンジを続けていきたいと思います。

（小川外志江）

Part 3 精神科病棟

20 常同行為のある患者を抑制せず、その人らしく過ごすことができたかかわり

はじめに

　大学病院の精神科病棟の特徴として、地域の精神科病院に入院もしくは通院中の患者が、精神疾患以外の身体疾患に対する治療が必要とされた場合、当病棟に転院して治療を受けることが多くあります。これまでは、身体疾患に対する治療による点滴や安静が必要な患者に対して、生命を保護すること、および重大な身体損傷を防ぐことに重点を置き、身体抑制以外に代替方法がなく、切迫している場合において、精神保健指定医が必要と認めた場合は身体抑制を行ってきました。

＊1　p.170＊1参照。

　精神科病棟では、2014年度より病棟目標の中に行動制限最小化に向けた目標を立案し、取り組みを始めました。その結果、2011年度は年間の身体抑制件数が31件でしたが、2014年度には年間3件、2015年度には年間1件へと減少しました（p.171 図3-19-1参照）。

　2016年度に、最重度知的能力障害をもつ患者が眼科手術を目的に入院となりました。以前であれば、手術後に身体抑制を行う可能性が高い事例でした。しかし、患者が安心し、安全に入院生活を過ごせるために、身体抑制以外の方法で私たち看護師ができることはないかと考え、入院前から多職種や関連部署と連携をはかって方法を検討し、周術期に身体抑制を行わない看護を実践することができました。この事例の経験を通して、病棟スタッフが患者の行動の意味を理解すること、その人らしさを大切にすること、看護ケアの幅を広げることについての学びを得ることができました。

事例紹介

　Lさん、女性、30歳代。最重度知的能力障害、自閉症。左右白内障、左網膜剝離。
　Lさんは最重度知的能力障害と自閉症のため精神科病院に通院し、内服治療を継続していました。不眠・多飲などが見られ、他院に複数回の入院歴があり、水中毒で入院した際に身体抑制が実施されたこともありました。数年前より1

日に100回前後、自身の顔や眼を叩くなどの常同行為が認められました。かなり強く叩くため、両親が心配して、Lさんにヘッドギアを装着させていました。

2016年X月、常同行為により白内障・網膜剥離を発症し、当院の眼科外来を受診され、両親の強い希望で手術目的に精神科病棟へ入院となりました(術式：両眼超音波水晶体乳化吸引術＋眼内レンズ、左眼硝子体切除)。言語的なコミュニケーションは難しく、興奮が強まった際には床を踏む、奇声を発する、指を噛む等の常同行為も見られました。当院受診時は、デイサービスに通所しながら、定期的に精神科病院の外来通院を行い、自宅で生活していました。

看護の実際

眼科外来受診後〜入院前

　Lさんには、1日に100回前後、自身の顔や眼を叩く行為がありました。それにより、手術後に創部の安静が保てず、再手術となる可能性があることが予測されたため、眼科・精神科の医師は両親に、手術後に身体抑制の必要性があることを説明しました。

　私たちは、手術後に常同行為を抑えるためには、常にLさんの傍らに付き添うことが必要であると考えました。そこで、精神科病棟よりも看護師の配置人数が多い眼科病棟へ入院することも検討し、臨床倫理担当副看護部長に相談しました。看護部長の提案で精神科・眼科・外科系病棟の看護師長が集まり、Lさんの入院期間中に他部署で応援体制をはかることができるか、話し合いました。その場では、精神科経験のない看護師が患者対応をすることは難しいのではないかという判断になり、眼科病棟ではなく精神科病棟に入院することにし、手術後一時的に夜勤看護師を1名増員できるよう精神科病棟内で業務調整を行いました。

　また、眼科・精神科の医師、眼科病棟・外来棟の看護師長、眼科外来看護師を交えて、外来受診時の様子について情報共有し、手術方法や手術後の管理について意見交換を行い、入院後の連絡体制について確認しました。手術後の眼の安静保持として、アクリル眼帯や医療用保護メガネの装着が必要となるため、入院時より装着練習を行うこととしました。

精神科病棟入院時〜手術前

　Lさんは手術2日前に精神科病棟へ入院されました。両親は再手術への心配が強く、手術後は身体抑制を希望されていました。そのため、精神科医師が両親に、薬物調整や観察を強化することと、手術後は身体抑制をできる限り行わないことについて説明し、同意を得ました。

　Lさんとの関係づくりのため、病棟看護師はユマニチュードの技術を実践しました。また、自分の顔を叩くという行為を把握するため、常同行為を開始する契機やタイミング、動作パターン、頻度、対応方法について両親から情報収

集を行いました。常同行為には一連のパターンがあり、特に起床時や空腹時に多いことがわかりました。また、機嫌がよいときの反応、ストレスを感じたときの反応を観察しました。すると、機嫌がよいときはコップにスプーンを当ててカチカチと音を出したり、手鏡を見るなどの行動が見られること、機嫌が悪いときは足で床を激しく踏むこと等がわかりました。

　入院時から常にLさんの傍らに付き添うことは、自ら話せない患者における行動パターンの理解を深めることにつながりました。顔を叩くときは、自分でヘッドギアを装着した後に強く1回叩き、その後「あー」と声を発し、首にかけているタオルで眼を拭く、という一連の流れになっていることがわかりました。そこで、アクリル眼帯や医療用保護メガネの装着練習に加えて、ヘッドギアの強度の補強、眼を拭くための滅菌タオルの使用を新たに検討しました。

　さらに、Lさんが顔を叩いた際に加わる眼への衝撃を緩めるため、作業療法士に相談し、ヘッドギアの表面に緩衝用のマットを貼り付けました。緩衝用マットを貼り付けることで、叩いたときの音の変化により、Lさんがヘッドギアを装着しなくなることを避けるため、緩衝用マットの枚数はLさんの様子を見ながら調整しました。また、叩いた際のアクリル眼帯による皮膚損傷を予防するため、皮膚・排泄ケア認定看護師に相談し、アクリル眼帯の縁を創傷被覆材で保護しました。

　Lさんは手鏡や光る物を好む傾向が見られたため、医療用保護メガネにはキラキラしたシールを貼り、Lさんが好むように工夫しました。医療用保護メガネは1時間程度であれば装着可能でしたが、アクリル眼帯は違和感があるのか、すぐに外してしまいました。手術当日までに医療用保護メガネまたはアクリル眼帯の装着に順応できるよう、毎日練習を行いましたが、双方ともに長時間の装着は困難でした。

　観察した内容や両親から得た情報は毎日のカンファレンスで話し合い、看護ケアの実践と検討を繰り返しました。また、看護記録に記載することで情報共有をはかりました。

　手術室の円滑な入退室が行えるよう、手術部看護師とも連携をはかりました。手術部看護師による手術前訪問の際には、Lさんの緊張を和らげるために、病棟看護師も同席しました。手術室入室時は不安が強くなると考えられるため、父親に入室時の付き添いをお願いしました。そして手術部看護師に、眼の保護と安静のため、帰室の際にはヘッドギアとアクリル眼帯を必ず装着してほしいことと、手術終了後は速やかに病棟へ帰室できるよう、連絡のタイミングについて申し送りました。

手術当日〜退院

　手術終了後は、ヘッドギアと両眼にアクリル眼帯を装着した状態で帰室しました。帰室直後より体動が激しくなり、起き上がりを繰り返しました。両親が声をかけても落ち着かず、精神科医師の指示にて鎮静薬の持続投与を開始しました。鎮静薬投与後は入眠することができましたが、起き上がりや顔を触ろうとする行動は断続的に見られたため、看護師が常にベッドサイドで付き添い、

手術部位を叩いたり触ったりしないよう声かけをしたり、身体をさすったりしました。その結果、手術当日は手術部位を触ることなく眠ることができました。
　手術翌日の朝、精神科医師の指示で鎮静薬の持続投与をいったん終了しました。目が覚めると、しきりにアクリル眼帯やヘッドギアを外そうとして、声を発しながら激しく床を踏むことを繰り返しました。看護師2名と母親で行動を静めようとすると、さらにいらいらした様子で激しく床を踏んだり、顔を叩こうとする動作が増えたため、再手術のリスクを軽減するために精神科医師の指示で鎮静薬の持続投与を再開しました。
　しかし、退院後も常同行為が続くことが推測できました。顔を叩くという常同行為を制止することは難しく、制止されることで苛立ちが増強することも考えられるため、手術後2日目に眼科・精神科医師に相談し、看護目標を「顔を叩くという常同行為をしない」から、「常同行為を行った際に眼への衝撃を最小限にする」に変更しました。まず、顔を叩いた際の衝撃を最小限にするために、ヘッドギアからヘルメットに変更し、常同行為を抑えようとすることをやめました。看護師がLさんにヘルメットを渡すと、嫌がる様子はなくスムーズに変更できました。手術後も常に看護師がLさんの傍らに付き添い、常同行為のタイミングに合わせてヘルメットの装着と滅菌タオルを渡す、気分転換として病棟内をいっしょに散歩する、おやつを準備するなど、Lさんの行動を注意深く観察し、本人のペースに合わせることで、手術部位の安全の確保を行いました。手術前と同様に、Lさんの行動や反応についてはカンファレンスや看護記録で情報共有しました。また、精神科医師と相談し、生活リズムを整え、夜間の睡眠を確保するために、鎮静薬の持続投与をやめて夜間のみ行うことにし、手術後4日目には鎮静薬の使用を中止しました。
　常同行為を制止されないことで、Lさんは自身のペースで生活できるようになり、手術翌日のようないらいらした様子は少なくなりました。しかし、アクリル眼帯や医療用保護メガネの継続的な装着は難しく、眼を拭く行為により手術部位の損傷や感染のリスクが生じていました。これらを装着しない状態でも眼へのダメージを最小限にできるように、滅菌タオルから滅菌ガーゼに変更しました。顔を叩いて「あー」と声を出した後に看護師が滅菌ガーゼを渡すと、滅菌タオルと同様に自身で眼を拭き、変更はスムーズにできました。
　しかし、滅菌ガーゼは費用がかかり、眼への刺激も幾分あることから、退院に向けて清浄綿に変更しました。退院後に使用するヘルメットと清浄綿の資料を両親へ提供し、購入を依頼したところ、快く了承してくれました。Lさんがヘルメットの装着や清浄綿の使用を習慣化できるよう、看護師が傍らに付き添い、タイミングを見計らって物品を差し出したり、声をかけたりすることを継続することで、退院直前にはLさん自ら手を差し出してヘルメットや清浄綿を希望する場面がたびたび見られるようになりました。
　手術後は、眼内レンズの脱落や網膜剝離の再発、手術部位の感染を起こすことなく、経過は良好でした。そして、退院予定日から遅延なく、満面の笑顔で自宅に退院することができました。

事例からの学び

患者のその人らしさを尊重するかかわりの重要性

　Lさんは最重度知的能力障害と自閉症を有しており、言語的なコミュニケーションではLさんを理解することは困難でした。しかし、傍らに付き添い、Lさんの些細な変化から快・不快の感情を予測するよう努めたことで、言語的な部分だけではなく、非言語的なコミュニケーションの方法を知ることができました。言葉はもちろん、言葉以外で表現されるLさんの思いや感情を看護師がくみ取ろうと努めたことは、Lさんが何を思い、ケアに対してどのような感情を抱いていたのかを考える一助になり、観察する力を培うことができました。また、両親や多職種、関連部署からの情報収集と共有を入院前から退院まで続けることで、看護を多角的で効果的に展開することができたのではないかと考えます。

　以前は、重度の知的能力障害を有する患者の周術期の身体管理に際しては、やむを得ず身体抑制にて対応せざるを得ない状況もありました。身体抑制を行うことで興奮や拘禁症状が強まり、精神症状が悪化するリスクも高くなるといわれています。また、身体抑制を行えば患者の行動を抑えることになるため、本来の患者を理解することは難しいと考えます。今回、身体抑制を行わず看護師が常に傍らに付き添い、患者のありのままの反応や行動を観察することで理解しようと努めたことが、看護の可能性を膨らませる経験につながったと考えます。

事前のリスクアセスメントと多職種連携の必要性

　入院前から関連部署の医師・看護師を交えて、周術期の対応について検討を行いました。検討を行うことで、顔を叩くという行為により手術部位に衝撃が生じることや、感染が起こるリスクなど、周術期に起こり得る問題を事前に共有し、対処方法を早期から検討することができました。そして、周術期に起こり得る問題を念頭に置きながら、実際に患者と接し、何が問題なのか、どのようにかかわることが必要なのかを日々カンファレンスで相談し、ケアを考えました。

　入院当初は、手術部位への衝撃や感染のリスクを考え、「顔を叩くという常同行為をしない」という目標を立てました。しかし、患者の常同行動を制止することでいらいらした様子が増強し、抑えようとすることがかえって悪循環になっているのではないかと感じるようになってきました。患者の行動を制止することだけに着目すると、やむを得ず鎮静薬の使用や身体抑制での対応を検討することになったかもしれません。しかし、看護師が悪循環に気づき、看護目標を「常同行為を行った際に眼への衝撃を最小限にする」に変更したことで、患者は行動を制限されず、自身のペースで入院生活を送ることができました。

　長井らは、「常同行為は、不適応に伴って出現した二次的症状で、神経症的防衛機制の代わりに、比較的良好な発達をとげていた聴覚、皮膚覚、運動覚な

どの感覚器官への快刺激を、緊張緩和や外界からの回避のために用いたものと考察した」[1]と述べていることからも、顔を叩くという常同行為をした際には制止せず、手術部位への衝撃や感染が生じないよう環境を整え、患者に付き添い、患者のペースに合わせた対応やケアをすることが、患者のストレスや不安を最小限にし、安楽な療養生活にもつながるのではないかと考えます。

今回、患者の理解を深め、できるだけその人らしさを大切にした入院生活を送れるよう援助することと、リスクアセスメントを行い、患者の安全が守れるよう環境を整えることの双方の視点から看護を検討しました。看護実践の検討を繰り返す中で、多職種と連携することは看護の幅を広げ、柔軟な対応力やチームの強化にもつながったと感じています。

この事例を通して、患者のありのままの行動を観察することで患者の理解を深めること、入院前から関連部署や多職種と連携をはかり、準備すること、日々のカンファレンスでそのときの患者の状況に合わせた看護を検討していくことが、行動制限最小化に必要な看護であると考えます。

引用文献
1) 長井曜子ほか：思春期に常同行為を呈したアスペルガー症候群の1症例―その精神病理, 臨床精神医学, 23 (10)：1231-1239, 1994．

（中川智絵、寺口由紀、小川外志江）

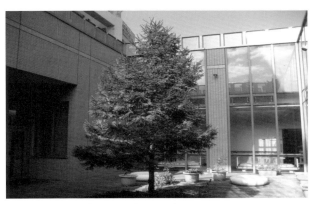

北病棟 光庭のシンボルツリー（モミの木）

Part 3 精神科病棟

21 周術期に身体抑制せずに穏やかな時間を過ごせた患者に対する看護の喜び

はじめに

*1 p.170 *1参照。

　2016年度に最重度知的能力障害と自閉症を有する患者の眼科周術期管理を続けて経験しました。1事例目(Part 3-20)では、身体抑制をしない看護から、患者のありのままの行動を観察し理解を深めることと、事前のリスクアセスメントと多職種連携により看護の幅を広げることを経験し、看護についての学びを深めることができました。その経験をもとに、2事例目においても、患者のその人らしさを大切にした看護を考え、実践することができました。
　2つの事例の経験を通して、看護師の倫理観を高めるとともに、看護の幅を広げ、行動制限最小化に取り組むことで、看護の可能性が膨らむことを強く実感することができました。

事例紹介

　Dさん、男性、30歳代。最重度知的能力障害、自閉症。左白内障、左網膜剥離。
　3歳頃、知的能力障害と診断され、養護学校に通っていましたが、迷惑行為により14歳時に障害者施設へ入所しました。異食や興奮を認めたため、17歳時に精神科病院に入院しました。その後も異食や弄便が続き、興奮が強いことから、当院に入院する10年前より隔離施錠が実施されていました。
　約8か月前に足底部の鶏眼に対する外科的治療を受け、手術後、安静保持のため7点(胴体および両肩、両上肢、両下肢)の身体抑制が行われていました。その間、腹腔鏡下直腸脱根治術が行われ、当院入院まで身体抑制が継続されていました。
　身体抑制中に左眼の白内障を指摘され、本人からは眼の症状に対する表出はありませんでしたが、母親が「光や明るさを少しでも取り戻すことができるならば」と強く手術を希望されたため、当院精神科病棟に入院となり、左眼超音波水晶体乳化吸引術および経毛様体扁平部硝子体切除術が行われました。

看護の実際

患者の全体像を把握し、患者のイメージをつかむ

　1事例目の経験より、眼科外来看護師も入院前からDさんの状態を把握することに積極的に取り組んでくれていました。当院眼科外来の初回受診後、眼科外来看護師から連絡があり、Dさんは現在、精神科病院に入院し身体抑制されていることと、眼科の手術目的で当院に入院となる可能性が高いという情報を得ることができました。まずは眼科外来看護師より、外来受診時の様子について情報収集を始めました。

　入院予定が決まると、Dさんの全体像を把握するために、地域連携室を介してDさんが入院中の病院から看護サマリーを送付してもらいました。外来受診の様子と看護サマリーの情報をもとに、入院前カンファレンスを実施しました。精神科病棟看護師だけでなく、臨床倫理担当副看護部長、精神科病棟医長を交えて、患者の情報共有と不足している情報の整理を行いました。不足している情報については、精神科病棟医長は以前担当していた医師から、看護師長は入院中の精神科病院に電話連絡をして、直接情報収集を行いました。追加で得た情報としては、Dさんとのコミュニケーション方法や、痛みや不快を感じたときのDさんの反応や行動、日常生活動作の状況と援助内容、異食や弄便といった逸脱行動の詳細と、そのためにどのような看護を行っているのか、ケアを行う際に気をつけていること、行動制限最小化に向けて現在取り組んでいる内容、入院当日の来院方法などでした。

　それらの情報をまとめ、精神科・眼科病棟の看護師、精神科・眼科医師、臨床倫理担当副看護部長で2回目の入院前カンファレンスを開きました。その場で眼科医師には、Dさんおよび家族への説明内容と術式や手術後の点眼治療、予後と入院予定期間等を確認しました。Dさんへの理解を深めるとともに、関連病棟のスタッフ間で情報の整理・共有を行い、Dさんのイメージを把握し、Dさんが安全に手術を受け、その人らしく入院生活を送ることができることを目標としました。そのための看護師の対応方法としては、外来受診時は看護師2名がぴったりとDさんの傍らに付き添っていたこと、急に突進し行動を制止することができないため看護師1名では身体抑制を緩めることができないこと、などの情報を踏まえ、入院当日は看護師2名以上で対応することにしました。また、光沢のあるものが目に留まるとつかんで壊したり、看護師の服をつかんで破るという情報もあり、名札や携帯型ナースコールを身に着けないことにしました。療養環境の調整については、異食があるため保護観察室を使用し、室内に置くものを必要最低限にすることを取り決め、入院の準備を進めました。

　入院前カンファレンスによりDさんをイメージすることはできましたが、直接本人とかかわらないとわからないことも多く、手術前に再度多職種カンファレンスを行うことを計画しました。

安全に入院生活を過ごすことができるための療養環境の調整

　入院して間もなく、放尿や弄便、異食、男性看護師のメガネを壊す、などの行為がありました。窒息や中毒の恐れ、突進による他害行為のリスクが高いと判断され、精神保健指定医の指示で隔離施錠が行われました。

　病室には、その時々に必要なものだけを配置しました。具体的には、食事の時間にオーバーテーブルといすを部屋に入れ、食事はお椀のフタや食品用ラップフィルムを外し、牛乳はストローを使用せずにコップに移してセッティングしました。看護師1名が傍らに付き添い看守りながら、Dさんはいすに座り、食事をとることができました。また、食事はほとんど噛まずに飲み込んでしまうため、窒息や誤嚥しないよう食事の形態を軟らかいものに変更し、小さいスプーンを使用するなどの工夫を行いました。食事が終わると看護師といっしょに「ごちそうさま」と手を合わせ、自分からスプーンを離すことができました。

　肛門や便をいじる行為に対しては、便がすっきりと出ていないことが考えられ、X線検査で便の有無を確認したところ、便がたまっていたことがわかりました。そこで精神科医師と相談し、緩下剤を調整して排便コントロールをはかりました。また、Dさんが肛門を触っても傷つけないよう、爪切りを行いました。入院当初は、保護観察室の床に排便し、その便をいじり床にこすりつけることがあったため、病院の施設係に相談して、拭き取りやすく、破れない、Dさんがつまずかないような素材を探してもらい、床一面に敷きました。

患者との関係を深め、患者を理解する

　Dさんは「あ〜」「う〜」などの簡単な単語を話すことができました。また、看護師からの声かけや、「立つ」「座る」「ご飯」「手洗い」「目薬」「トイレ」等の単語・ジェスチャーを理解し、円滑にコミュニケーションをとることができました。隔離施錠中もできる限り看護師がDさんの傍らに付き添い、直接的なかかわりを通じてDさんの些細な反応を見逃さないよう観察しました。母親から得た情報も含め、行ったケアやケアによるDさんの反応、対応した看護師の感じたことをありのままに記録することで情報共有し、次の勤務者が記録を読み込み、Dさんとのかかわり方のポイントを引き継ぎました。

　Dさんとのコミュニケーション方法、心が落ち着く遊び、ストレスを感じたときのサイン、弄便や物を壊すなどの逸脱行動について理解が深まり、Dさんの全体像がさらに明確になりました。集約された情報は病棟カンファレンスで共有し、病棟スタッフが同じ方向性でDさんにかかわれるように道筋をつけました。特に、糸を撚ることが好きで一人で糸遊びができる、音楽に合わせて手をつなぎ、いっしょに身体を動かす、中庭でボール遊びをするといったDさんの好きな遊びについては、逸脱行動から意識をそらせるための手段として積極的にケアに取り入れました。肛門や便をいじる行為を抑えることは、Dさんのストレスを増大させ、興奮を強めることになると考え、ある程度は傍らで看守った後に、声をかけ洗面所で手洗いをするようにしました。また、弄便の代用として小麦粘土を用いるなど、本人のできることや強みに目を向け

たアプローチを行い、その人らしい入院生活を実現できるように工夫しました。

多職種カンファレンスと連携

　手術前日に、精神科・眼科医師、精神科・眼科・手術部看護師、臨床倫理担当副看護部長でカンファレンスを行い、それぞれの立場から意見を交わしました。そこでは、手術当日から手術直後にかけてのストレスが高まりやすい期間の対応について協議しました。

　入院時の情報の一つに、空腹時に大声を上げてストレスサインを表出することがあったことと、1事例目の経験から、手術当日の絶食による空腹対策を麻酔科医師に相談し、早朝にゼリーを摂取できることを確認し、準備しました。加えて、気分安定薬を手術前に服用し、気分の安定をはかることにしました。また、興味や関心をもった対象に向かって突進する行動があることから、手術室への移動の際は看護師2名がDさんの両脇に付き添うことにしました。手術室では手術器具類が視界に入らないようカバーをかけることや、Dさんの好きな音楽を流すこと、麻酔導入後に血管確保をすることになりました。特に、手術直後は麻酔の覚醒とともに興奮が強まるため、できる範囲でライン類を整理し、病棟への移動は眼科・精神科医師・精神科看護師2名の合計4名でベッド搬送すること、念のためベッドに抑制帯の準備をしておくこと、などを取り決めました。

　入院後のDさんの様子と、看護師1名が傍らに付き添うことでDさんが安全に過ごせることを看護部長に報告し、相談の上、手術前日から退院当日朝までの5日間は準夜勤務看護師を外し、長日勤務・夜間勤務看護師を2名から3名へ、また手術当日のみ麻酔覚醒時のマンパワーを確保するため遅出勤務看護師1名を追加するといった業務調整を行いました。

安全の確保

　手術当日の朝、ゼリーを摂取することで手術時間まで空腹による興奮を起こすことなく過ごすことができ、手術室入室もスムーズに行うことができました。

　手術終了後、病室に入る直前に目を覚まし、起き上がって術創部に触れる行為がありました。精神科医師が創部損傷、転落の危険性が高いと判断し、鎮静薬の持続投与を開始し、安全を確保するため、薬物の効果が出現するまでの約10分間、身体固定(胴・両上肢)を行いました。

　手術後より常に看護師1名が交替で傍らに付き添いました。手術当日の夜は、酸素マスクや眼帯、点滴に手が伸びることがありましたが、傍らに付き添っていた看護師が声かけや手を支えることで、眼の保護、安静が確保できました。手術後、病室外に出ようとする行動がなくなったので、精神科医師と相談し、隔離施錠は解除されました。

患者の反応・行動の変化

　Dさんと看護師の関係が深まることで、Dさんは看護師の言動を聞き入れてくれるようになりました。食事の後、看護師が「お膳を下げましょう」と声をかけると、いっしょに下膳することができました。面会に来た母親の衣服を強くつかみ離さないため、看護師が「ダメ」と言ってDさんの前に片手を出し、制止の合図をすると、衣服から手を離すことができました。眼を擦りそうになったときは、看護師が優しく手を握ると、眼を触らないで過ごすことができました。

　看護師はDさんの傍らに付き添い、Dさんの表情やしぐさからサインを感じ取っていました。例えば、お腹をポンと叩いたときはトイレの合図です。サインに合わせてポータブルトイレを部屋に準備すると、そこで排泄をすることができました。扉の前に立って声をあげるときは散歩のサインです。看護師1名が付き添い、笑顔で中庭を1周すると、自分から部屋に戻ることができました。その他、眼を触る前には顔をしかめる・眉間に皺を寄せる、衣類をつかみ破ろうとするときは目つきが鋭くなる、というように、Dさんからのサインを迅速に察知するように努め、対応しました。

　男性看護師が長座位で「ごろん」とDさんに声をかけると、Dさんは看護師の太ももに頭を乗せました。看護師がポンポンと両肩を叩くと、うたた寝をすることもありました。女性看護師1名でも膝枕をするなど、母親が子どもに接するように優しくかかわることで、穏やかな時間を過ごすことができました。

　また、Dさんの好きな遊びを取り入れることは、手術後の眼のかゆみや違和感から気をそらす上で有効でした。ハンドタオルを渡すと、タオルの繊維をつまんで抜き取り、糸を撚って遊ぶことに集中できました。そのときは看護師も安心してDさんの傍らをしばらく離れることができるようになりました。

　手術から4日後に、無事に転院を迎えることができました。

母親の思いの変化

　入院時は「突発的で命にかかわるので、いざというときは身体を縛ることも構いません」「変なものを食べて死んでしまうから、ドアを開けておくことは無理ですね」と話していましたが、面会に来たときに膝枕をしてDさんと二人きりでゆっくりした時間を過ごせたことによって、「小さい頃から施設にいて、自分も働いていたから、あまり構ってあげることができなかった。今回の入院でゆっくりかかわることができたのがよかった」「前の病院に戻っても、面会のときは縛らず過ごせそうです」というように、思いが変化していました。

事例からの学び

　入院前の多職種カンファレンスにより、Dさんの状態が具体的にイメージ

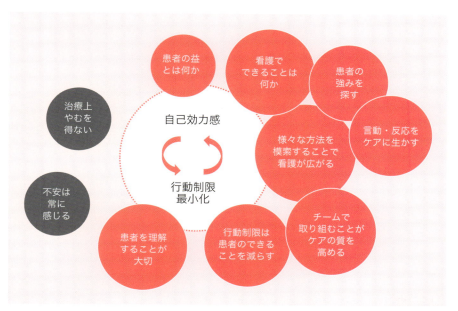

図 3-21-1　行動制限最小化の取り組みを支える看護師の思いや行動

でき、その人らしさを考えた看護ケアについて検討し、その準備ができました。Dさんとの関係づくりを大切にし、本人の行動の意味を理解すること、本人の強みに注目することがその人らしさを大切にする看護につながり、看護ケアが広がっていきました。

行動制限最小化に向けては、多職種との連携とチームでの情報共有を行い、患者の理解を深めていくことが大切であると考えます。そのためには、カンファレンスの実施や看護記録の充実をはかることも必要です。

この事例から、身体抑制を行うことが患者のできることを広げる機会を減らすことになる可能性があること、その人らしさを大切にしたかかわりから、患者だけでなく家族も含めた看護ケアにつながっていくということを学びました。

おわりに

2事例の経験を通して、看護師は、治療上、身体抑制はやむを得ないのではという思いを抱えながらも、まずは患者を理解することを念頭に置き、患者の益は何か、看護でできることは何か、様々な方法を考え、模索することの大切さを学びました。そして看護の可能性の大きさを実感したことで、看護師個々の観察力やアセスメント力が向上し、チーム連携を経験することで看護師の自己効力感につながっていきました（図3-21-1）。対応の難しい事例において、行動制限をしないことへの不安を感じることもありますが、行動制限は患者のできることを減らすということも学ぶことができました。

（中川智絵、倉本裕介、小川外志江）

参考文献(Part 3)
1) 清水哲郎：臨床倫理セミナーテキスト，臨床倫理エッセンシャルズ 2015 年春版/2017 年春版.
2) 行動制限(抑制・拘束・監視)ガイドライン，2015 年 4 月 第 3 版，金沢大学附属病院.

索引

欧文

ICU・・・・・・・・・・・・・・26, 35, 45, 84
KIND（金大式パートナーシップ）・・・・38, 173

あ行

アセスメント ・・・・ 21, 30, 59, 94, 125, 132, 187
アンガーマネジメント ・・・・・・ 15, 172
怒り・・・・・・・・・・・・・・・・・・・・128
意思決定・・・・・・・・・・・・・5, 130, 163
意思疎通・・・・・・・・・・・64, 120, 157
　―困難・・・・・・・・・・・・・・・・30
痛み・・・・・・・・14, 72, 84, 92, 105
逸脱行動・・・・・・・・・・・・・・・・183
医療安全管理部門・・・・・・・・・・・・10
胃瘻・・・・・・・・・・・・・・64, 98, 163
インシデント ・・・・・・・ 22, 86, 139
院内教育体制づくり・・・・・・・・・・37
院内体制づくり ・・・・・・・・・・・・12
ウェルビーイング・・・・・・・・・・・・8
栄養チューブ・・・・・・・・・・・64, 109

か行

快の刺激・・66, 108, 140, 148, 152, 164
回復力 ・・・・・・・・17, 108, 117, 161
開放型ミトン・・・・・・・・・・・・・・99
隔離・・・・・・・・・・・・・・・・・・・170
隔離身体拘束・・・・・・・・・・・・・・・9
隔離施錠・・・・・・・・・・・・・・・・182
家族・・・・9, 60, 66, 81, 106, 116, 125, 133, 141, 152, 162, 174
金沢大学附属病院・・・・・・・・・・・・12
かゆみ ・・・・・・・・59, 101, 109, 141
がん患者・・・・・・・・・・・・・・・・92
環境調整・・9, 26, 61, 85, 105, 156, 164, 184
看護記録・・・・24, 34, 60, 152, 178, 187
看護研究発表会・・・・・・・・・・・・・43
看護師長研修・・・・・・・・・・・・・・38
監視モニタ ・・・・・ 12, 30, 76, 120, 150
患者中心の看護・・・・・・・・・・・・・57
患者への関心・・・・・・・・・・・・・・30
患者満足度調査・・・・・・・・・・・・・26
肝性脳症・・・・・・・・・・・・・・・・128
カンファレンス・・・・・・・・・・30, 47, 59, 67, 73, 77, 81, 94, 106, 108, 113, 129, 137, 153, 156, 160
　退院―・・・・・・・・・・・・・・・166
　多職種―・・・・・35, 48, 64, 113, 153, 156, 170, 185
　入院前―・・・・・・・・・・・・・183
　振り返りの―・・・・・・・・・・・134
　前向き―・・・・・・・・・・・・・129
　倫理―・・・・・・・・・・・17, 99, 171
緩和ケア・・・・・・・・・・・・・・・156
気管カニューレ ・・・・・・59, 109, 138
気管切開・・・・・・・・・58, 87, 98, 108

気管挿管・・・・・・・・・・・・・・・45, 85
気管チューブ・・・・・・・・・・・・86, 98
危険行動・・・・・・・・・・・23, 30, 74
帰宅欲求・・・・・・・・・・・・・・・・・75
虐待・・・・・・・・・・・・・・・・・・・・・5
教育・・・・・・・・・・・・・・・・・・・・37
業務調整・・・・67, 74, 138, 149, 177, 185
緊急入院・・・・・・・・52, 70, 85, 120
苦痛・・14, 26, 65, 70, 80, 85, 96, 106, 122, 132, 156, 167
車いす散歩・・・・・30, 62, 66, 104, 110, 125, 134, 146, 164
計画外抜去・・・・・・・・・・・・・・・99
経管栄養・・・・・・・・・59, 139, 163
経鼻胃管栄養チューブ・・・・・・・64
下痢・・・・・・・・・・・・・59, 92, 139
見当識障害・・・・・・・・・・・・・・139
構音障害・・・・・・・・・・・・・・・162
行動観察・・・・・・・54, 70, 109, 148
行動制限・・・・・・・・・9, 76, 156, 170
行動制限最小化・・・・・14, 170, 176, 182
高度急性期ケア開発委員会・・・・17, 35, 85
興奮・・13, 105, 115, 145, 151, 180, 182
高齢者体験スーツ・・・・・・・・・44, 149
コミュニケーション・・・・2, 45, 58, 108, 132, 163, 172, 180, 183
混乱・・・・・・・・14, 34, 94, 123, 147

さ行

最期を迎える場所・・・・・・・・・・162
最重度知的能力障害・・・・・・176, 182
先回りのケア・・・・20, 85, 102, 121, 147
ジェスチャー・・・・・・・・・・・60, 163
自己啓発研修・・・・・・・・・・・・・40
自己決定・・・・・・・・・・・・・・・128
自己効力感・・・・・・・・・・・175, 187
自己抜去・・・13, 29, 59, 64, 72, 76, 86, 108, 114, 136, 157, 164
資質向上研修・・・・・・・・・・・・・40
失語・・・・・・・・・・・・・・・・・・・53
周術期・・・・・・・・・・・・・176, 182
重症度，医療・看護必要度・・・・・・24
手術・・・73, 76, 93, 108, 120, 141, 150, 162, 176, 182
常同行為・・・・・・・・・・・・・・・176
情報共有・・・・21, 70, 104, 110, 177, 183
職場環境・・・・・・・・・・・・・・・・・4
事例検討・・・・・・・・・・3, 39, 48, 77
ジレンマ・・・・・・・・・17, 26, 46, 77
人工呼吸器・・・・・・58, 87, 98, 108, 138
新生児医療・・・・・・・・・・・・・・98
身体抑制・・・・・・・・・・・12, 28, 46
　―された本人の思い・・・・・・・・・14
　―ゼロ化への取り組み・・・・・・・14
　―を行う理由・・・・・・・・・・・・13
　―をしない看護・・・・・・・・・・・12
ストーマパウチ・・・・・・・・・・・・79

生活リズム ･･･31, 66, 70, 81, 110, 121, 156, 179
制止（行動の）･･････52, 109, 131, 179
精神科病棟･････10, 26, 170, 176, 182
精神保健福祉法････････････170
生命の二重性･･････････････6
せん妄･･･24, 70, 76, 84, 92, 103, 108, 114, 120, 138, 156, 164
　　がん―･･･････････････92
　　術後―････78, 94, 108, 120, 136, 141
　　―予防･･････････21, 70, 76
　　―予防委員会･････････16
　　―予防ケア･････14, 21, 77, 85, 92, 103, 120, 136, 164, 170
　　―予防に対する環境整備シート･････137
搔痒感･･････････････59, 110, 140
組織開発･･･････････････16
組織体制づくり･･････････28
尊厳･･21, 39, 64, 89, 149, 150, 156, 167

た行

体験学習･･････････････43
代替ケア･･････････････136
多職種連携･･････161, 173, 180, 185
タッチング･･･26, 93, 105, 111, 132, 141, 153
短期記憶障害･･････････71
チーム･････20, 28, 55, 84, 103, 116, 124, 132, 149, 187

昼夜逆転･･･････････64, 81, 165
鎮静薬･･･････････23, 87, 178
鎮痛薬･･････67, 78, 86, 105, 133
点滴･･････････64, 73, 80, 123, 164
　―ルート･･････73, 124, 138, 158
転倒････10, 21, 29, 44, 52, 103, 123, 136, 144, 150, 156, 164
転落･･････10, 29, 53, 108, 136, 150
トイレ誘導････････14, 30, 54
同意書･･･････････････3, 93
　拘束をしない―･･･････････9
透析･･･････････････3, 110, 141
同の倫理と異の倫理･･･････7

な行

日常性の回復･･････････26, 85
乳児････････････････89
入浴･･････････62, 88, 110, 164
人間関係････････････････2
人間尊重････････････････2, 19
認知機能低下････52, 70, 114, 120, 148
認知症･･･9, 25, 39, 96, 113, 120, 144, 150, 158, 170
脳室体外ドレーン･････････33

は行

排泄･･････44, 54, 92, 138, 148, 164
パーキンソニズム･････････53, 158

パニック発作・・・・・・・・・・・・・・・ 152
非言語的コミュニケーション・・・・・・・ 180
不安・・・・・・・・ 19, 77, 93, 105, 164
不穏・・・・・ 64, 84, 92, 125, 139, 158
不快・・・・・・・・・・・・・ 85, 101, 109
不眠・・・・・・・・・・・ 68, 81, 93, 139
便秘・・・・・・・・・・・・・・・・・ 92, 106
膀胱留置カテーテル ・・・・ 15, 33, 59, 70, 80, 115, 133, 145
暴力・・・・・・・・・・・・・・・・・・・・・ 3
　ヘルスケアの日常に潜む―・・・・・・・・・ 3
暴力行為・・・・・・・・・・・・・・・・ 171
保護室・・・・・・・・・・・・・・・・・ 172
ポジショニング ・・・・・・・・・・・・ 105

ま行

麻酔・・・・・・・・・・・・・ 23, 67, 185
ミトン ・・・・ 12, 32, 64, 98, 113, 120
看守り／看守る・・・・ 20, 52, 59, 73, 76, 114, 131, 141, 144, 167
眠剤・・・・・・・・・・・・ 78, 122, 139
迷惑行為・・・・・・・・・・・・・・・・ 171
物語られるいのち・・・・・・・・・・・・・ 5

や行

夜勤者・・・・・・・・・・・・・・ 27, 139

夜勤帯・・・・・・・ 34, 54, 114, 138
ユマニチュード ・・・・ 15, 21, 39, 74, 77, 129, 148, 150, 172, 177
幼児期の子ども・・・・・・・・・・・・・ 98
抑制・・・・・・・・・・・・・・・・・・・ 12
　―指示・・・・・・・・・・・ 32, 76, 156
抑制帯・・・・・・・・・・・・・・・・・・ 12
抑制用具・・・・・・・・・・・・・・ 13, 33

ら行

リアリティオリエンテーション・・ 85, 114, 140
離床センサーマット・・ 12, 29, 52, 76, 150
リスクアセスメント・・・・・・・・・・・ 180
リスクマネジメント・・・・・・・・・ 2, 174
利尿薬・・・・・・・・・・・・・・・・・ 130
リハビリテーション・・・・・・ 85, 110, 139
療養環境・・・・・・・・・ 31, 93, 139, 184
リラクセーション ・・・・・・・・・ 86, 105
臨床事例検討会 ・・・・・・・・・・ 16, 37
臨床倫理・・・・・・・・・・・・・・ 28, 46
臨床倫理コンサルティングチーム・・ 16, 28, 46
臨床倫理担当副看護部長 ・・・・・・・・ 28
倫理・・・・・・・・ 2, 16, 28, 46, 171
　―を学ぶ意味 ・・・・・・・・・・・・・・ 2
倫理原則・・・・・・・・・・・・・・・・・ 2
ルート類抜去・・・・・・・・・・・・ 21, 75
レティナ・・・・・・・・・・・・・・・・ 140

急性期病院で実現した 身体抑制のない看護
金沢大学附属病院で続く挑戦

2018年 6月20日 第1版第1刷発行 〈検印省略〉
2025年 3月10日 第1版第5刷発行

編　集	●	小藤 幹恵
発　行	●	株式会社 日本看護協会出版会

　　　　〒150-0001 東京都渋谷区神宮前 5-8-2　日本看護協会ビル4階
　　　　〈注文・問合せ／書店窓口〉Tel / 0436-23-3271　Fax / 0436-23-3272
　　　　〈編集〉Tel / 03-5319-7171
　　　　https://www.jnapc.co.jp

デザイン	●	松村美由起
イラスト	●	鈴木真実
印　刷	●	株式会社フクイン

©2018 Printed in Japan　　　　　　　　　　　　　　　　　　　　ISBN978-4-8180-2121-1

●本著作物（デジタルデータ等含む）の複写・複製・転載・翻訳・データベースへの取り込み、および送信（送信可能化権を含む）・上映・譲渡に関する許諾権は、株式会社日本看護協会出版会が保有しています。
●本著作物に掲載のURLやQRコードなどのリンク先は、予告なしに変更・削除される場合があります。

JCOPY 〈出版者著作権管理機構 委託出版物〉
本著作物の無断複製は著作権法上での例外を除き禁じられています。複製される場合は、その都度事前に一般社団法人出版者著作権管理機構（電話 03-5244-5088、FAX 03-5244-5089、e-mail: info@jcopy.or.jp）の許諾を得てください。

認知症plus シリーズ第9弾

- 本当に患者さんの安全のため？
- 転ばれるのが怖いのでは？
- いつもそうしているから？

ふだんなにげなく行っているその行為、ではないですか？

認知症plus 身体拘束予防

ケアをみつめ直し、抑制に頼らない看護の実現へ

編集 鈴木みずえ・黒川美知代

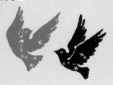

CONTENTS

Part 1　身体拘束をしない看護の実現に向けて
1. 身体拘束とは
2. 倫理的視点から考える身体拘束
3. 日常のケアをみつめ直すことで身体拘束のない看護を実現する

Part 2　フローチャートで示す 身体拘束をしないための看護のプロセス
1. 入院前から外来で行う身体拘束予防のためのケア
2. 入院直後から行う身体拘束予防のためのケア
3. 術後に行う身体拘束予防のためのケア

Part 3　身体拘束をしない組織に向けてのチャレンジ
- Step 1：意識を高める
- Step 2：チームで協働する
- Step 3：計画・実践・評価する

Q & A：身体拘束に関して臨床現場で困っていること、悩んでいること

Appendix
1. アルツハイマー協会の認知症ケア実践に関する推奨
2. 身体拘束について考えるときに参考になる資料

B5判／144頁／定価2,640円（本体2,400円+税10%）
ISBN 978-4-8180-2268-3

 日本看護協会出版会

ご注文に関するお問い合わせはコールセンターまで▶▶▶
Tel 0436-23-3271　Fax 0436-23-3272
ホームページ▶▶▶ https://www.jnapc.co.jp

日本看護協会出版会 営業部
Twitterやってます